Acaba con la inflamación en 7 días

STEPHEN PERRINE

Acaba con la inflamación en 7 días

Un plan integral antigrasa para sanar
tu intestino y perder peso, para siempre

Traducción de
Noemí Sobregués

Grijalbo

Papel certificado por el Forest Stewardship Council®

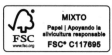

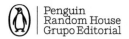

Título original: *The Full-Body Fat Fix*

Primera edición: septiembre de 2024

© 2024, Stephen Perrine
Publicado originalmente por St. Martin's Press, un sello de St. Martin's Publishing Group
Derechos de traducción acordados con MB Agencia Literaria, S. L., y InkWell Management, LLC.
© 2024, Penguin Random House Grupo Editorial, S. A. U.
Travessera de Gràcia, 47-49. 08021 Barcelona
© 2024, Noemí Sobregués Arias, por la traducción

Printed in Spain – Impreso en España

ISBN: 978-84-253-6863-9
Depósito legal: B-11.312-2024

Compuesto en M. I. Maquetación, S. L.

Impreso en Black Print CPI Ibérica, S. L.
Sant Andreu de la Barca (Barcelona)

GR 6 8 6 3 9

Para Dom y Henry, y Anaïs y Greg

Índice

PRÓLOGO   13

INTRODUCCIÓN. No estás gordo, ¡estás ardiendo!
Una forma revolucionaria de ver tu cuerpo y
un plan que te cambiará la vida para que comas
lo que realmente necesitas para mantenerte delgado,
fuerte y saludable de por vida   17
Un primer vistazo al Plan Integral Antigrasa   32
50 formas de añadir más de 100 plantas   34

1. Cómo la inflamación nos pone enfermos, nos hincha
   y nos hace infelices
   La teoría del Big Bang sobre la grasa abdominal
   y por qué este punto de inflexión marca un cambio
   importante en tu vida, tu salud y tu futuro   39
   Apartado especial extradelicioso   56

2. El Plan Integral Antigrasa en tres sencillos pasos
   Entender las plantas energéticas, las proteínas
   energéticas y las grasas energéticas, y el papel
   que cada una de ellas desempeña en nuestra salud.
   Además, por qué los «superalimentos» son
   en realidad criptonita   59
   Apartado especial extradelicioso   79
   Apartado especial extradelicioso   85

3. El Reto de los 7 días y por qué lo necesitamos
   Una búsqueda del tesoro dietético de una semana
   que cambiará para siempre tu forma de comer,
   de sentirte y de vivir 91
   Registro del Reto de los 7 días 101
   Diario de comidas 104

4. Cómo el Plan Integral Antigrasa te salvará la vida
   (una y otra vez)
   Tu microbioma tiene la clave para combatir las
   innumerables enfermedades del envejecimiento,
   desde malestares crónicos hasta afecciones que
   ponen en peligro la vida 111

5. Escuchar la conversación entre tu barriga y tu cerebro
   ¿Quieres estar más contento y más tranquilo
   sin esfuerzo, y a la vez reducir el riesgo de
   deterioro cognitivo? Conocemos a cien billones
   de amigos que pueden ayudarte 127

6. La historia interna de tu barriga
   El mundo moderno puede ser un lugar inhóspito
   para los antiguos microbios que viven en el
   intestino. He aquí cómo protegerlos de forma
   natural 145

7. ¡Deja esas malditas pastillas de vitaminas ahora mismo!
   Tus cien billones de microbios saben qué comida
   quieren, pero no ven ni pies ni cabeza a las
   pastillas que tienes en la despensa 159

8. Sigue este plan… en todas partes
   Tanto si se trata de una cena romántica de
   aniversario en un restaurante francés como

de una rápida visita al autoservicio, esta práctica
hoja de trucos hace que sea fácil elegir la comida
perfecta en todo momento 171

9. Elimina la grasa
   Entender la lucha interna secreta entre la grasa
   y el músculo, y las estrategias inteligentes que
   ayudarán a los buenos a ganar 193

10. El mejor programa de ejercicios para el intestino
    Este programa de ejercicios para el microbioma,
    científicamente probado, te ayudará a quemar
    grasa, desarrollar músculos y reducir la inflamación.
    Además, un pequeño truco que te ayudará
    a parecer más delgado rápidamente 209

11. Las recetas antigrasa
    Quince formas de dar rienda suelta a las plantas
    energéticas (y a las grasas y proteínas) que harán
    las delicias incluso de las papilas gustativas
    más inquietas 233

12. 14 días siguiendo el Plan Integral Antigrasa
    ¿Qué comerás cuando termines el Reto
    de los 7 días? Un rápido vistazo a lo sencillo,
    delicioso y flexible que puede ser este plan,
    y una vista preliminar de los alimentos de los que
    disfrutarás en los próximos días, semanas y meses ... 269

13. Solución de problemas del Plan Integral Antigrasa
    Preguntas frecuentes, trucos sencillos y estrategias
    para ganar tiempo 277

AGRADECIMIENTOS 291
ESTUDIOS, RECURSOS Y BIBLIOGRAFÍA COMPLEMENTARIA 293

Prólogo

Hola, te veo.

De hecho, te veo por dentro. Es una de las cosas que me encantan de la gastroenterología: a diferencia de la mayoría de los especialistas, yo veo el cuerpo de mis pacientes por dentro. Procedimientos como la endoscopia y la colonoscopia permiten que los gastroenterólogos entren, diagnostiquen el problema y se pongan a trabajar sin necesidad de bisturí. Es uno de los trabajos más eficientes y gratificantes que un médico puede hacer. Pero en la última década la especialidad que elegí ha cambiado y nuestro trabajo se ha vuelto aún más profundo. En muchos sentidos, la comunidad médica ha entendido por fin que el intestino es tan complejo y emocionante como nosotros mismos. Y el centro de ese despertar científico está en el microbioma.

En la década de 1990, cuando estudiaba medicina en la Universidad de Nueva York, nos enseñaron que el microbioma (los miles de millones de bacterias y otros microbios que habitan en el intestino) se dedicaba a una sola tarea: la digestión. Este complejo ecosistema de bichitos básicamente se quedaba en el intestino y nos ayudaba a procesar la fibra y a absorber los nutrientes que pasaban a través de él, pero, aparte de eso, la medicina moderna no daba excesiva importancia al microbioma.

Hoy sabemos que el microbioma es en muchos sentidos el epicentro de nuestra salud física y emocional. La salud del microbioma puede tener importantes efectos en el cuerpo y afectar a todo, desde la inmunidad hasta el control del azúcar en la sangre y desde el metabolismo hasta el peso. Los científicos ahora creen que el intestino es el «segundo cerebro», y seguimos aprendiendo cada vez más sobre cómo el microbioma nos ayuda a controlar las hormonas, las emociones e incluso los niveles de energía. (Y quizá deberíamos considerarlo nuestro «primer cerebro». Al fin y al cabo, el microbioma del intestino pesa entre 1,8 y 2,3 kilos. El cerebro pesa solo 1,35).

Hace más de dos mil quinientos años, Hipócrates, el padre de la medicina moderna, dictaminó: «Toda enfermedad empieza en el intestino». Hoy sabemos en qué medida sus palabras eran ciertas. La obesidad, la diabetes, las enfermedades cardiacas, la depresión e incluso enfermedades propias del envejecimiento, como la osteoporosis, la sarcopenia (pérdida de masa muscular relacionada con la edad) y la enfermedad de Alzheimer, están relacionadas con el intestino, un dato científico que la medicina vuelve a tener en cuenta ahora.

Y eso significa que tenemos más poder sobre nuestra salud y nuestro bienestar del que creíamos. Se ha demostrado que alrededor del 85 % de los microbios del intestino son beneficiosos, ayudan a crear hormonas como la serotonina, el compuesto que los antidepresivos aumentan, ayudan a crear una barrera en la pared de los intestinos que protege contra compuestos inflamatorios y bacterias nocivas que causan muchas enfermedades, e incluso ayudan a regular el sistema inmunitario, lo que afecta a nuestra capacidad de responder a enfermedades infecciosas, desde un resfriado hasta el COVID-19.

Pero, como en cualquier población diversa, también posee elementos nocivos. Cuando cuidamos el microbioma, los microbios beneficiosos, que ayudan a hacer la digestión, reducen la inflamación y protegen contra enfermedades, pueden desarrollarse, pero, si no cuidamos los intestinos, los alborotadores empiezan a asumir el control. Como un grupo de borrachos que interrumpen en un local y fastidian la fiesta a todos los demás, lanzan sustancias inflamatorias, alteran la pared de los intestinos, molestan a las hormonas e indican al sistema inmunitario que reaccione de manera no saludable.

El microbioma nunca es estático, siempre está cambiando. La calidad del sueño, el nivel de estrés, la medicación que se toma y si se hace o no ejercicio afectan al microbioma, aunque todavía estamos investigando en qué medida, pero el factor más importante para determinar la salud del microbioma es la dieta. Cuando pensamos en alimentos «buenos para el corazón», «buenos para el cerebro» o incluso «buenos para la piel», en realidad hablamos de alimentos buenos para el microbioma. De hecho, lo próximo que comamos tendrá un impacto inmediato en nuestro microbioma y ayudará a determinar si los buenos están ganando o si los malos están tomando la delantera.

Por suerte, al decidir informarte sobre la relación entre el intestino y la salud en general, ya has dado el primer paso para mejorar tu vida. Cuando comes bien y cuidas el cuerpo, el microbioma responde rápidamente; en unos días empiezan a producirse cambios en la salud general.

Sí, es un momento emocionante para ser médico intestinal, pero también para preocuparnos por nuestra salud, porque cuando entendemos cómo funciona el microbioma, entendemos en qué medida podemos cambiar el curso de nuestra vida.

Ha llegado el momento de aprovechar esa capacidad, de combinar la sabiduría antigua y la ciencia moderna, y empezar a asumir el control de nuestro cuerpo, nuestra mente y nuestra salud.

ROSHINI RAJ
Profesor asociado de Medicina, facultad de Medicina
Grossman de la Universidad de Nueva York
Fundador de TULA Skincare y cofundador de YayDay
Autor de *Gut Renovation: Unlock the Age-Defying Power
of the Microbiome to Remodel Your Health
from the Inside Out*

Introducción

No estás gordo, ¡estás ardiendo!

Una forma revolucionaria de ver tu cuerpo
y un plan que te cambiará la vida para que comas
lo que realmente necesitas para mantenerte
delgado, fuerte y saludable de por vida.

No estás «gordo»

Marque lo que marque la báscula, te veas como te veas en el espejo y te sientas como te sientas cuando te abrochas los vaqueros, no estás gordo.

De hecho, voy a ir un paso más allá: no existe una persona «gorda».

Lo que llamamos «gordo» es en realidad un síntoma de otra cosa. Es la respuesta de tu cuerpo a una condición de salud subyacente crónica que se ha relacionado con todo, desde el cáncer hasta el alzhéimer, desde la artritis hasta la diabetes, desde las enfermedades cardiacas hasta la pérdida muscular y, sí, la obesidad.

Millones de personas se ponen a dieta cada año, pierden peso y después ven cómo los kilos vuelven a subir, a menudo aumentados, por una razón: porque la mayoría de las dietas intentan resolver el problema de estar «gordo», lo cual es como intentar apagar un incendio en una casa encendiendo el aire acondicionado. El calor y el humo son solo síntomas. Lo que destruye es el fuego que hay debajo.

La mayoría de las dietas intentan curar el síntoma. Este libro te enseñará a curar la enfermedad.

Y el primer paso en este proceso es dejar de pensar que estás «gordo».

Cuando dejes de pensar que estás gordo y de creer que puedes cambiar tu peso o la forma de tu cuerpo poniéndote a dieta (es decir, consumiendo menos calorías), o haciendo más ejercicio (es decir, quemando más calorías), o cambiando tu metabolismo por arte de magia, podrás empezar a abordar el verdadero problema.

Así que no estás gordo.

Estás ardiendo.

Una nueva y revolucionaria forma de pensar en el cuerpo

Si lo que digo te parece una locura, bueno, es cierto que lo parece. Puede que en algún momento te hayan llamado gordo, y seguramente tú mismo te lo has dicho, pero si tuvieras alergia al polen y no dejaras de estornudar y de resoplar, ¿te llamarías «llorón»? No. No tiene sentido definir tu cuerpo, tu estilo de vida o tu carácter en función de los síntomas que provoca un fallo de tu sistema inmunitario (síntomas que no puedes controlar).

Pero eso es exactamente lo que hacemos cuando nos llamamos «gordos». Nos definimos por los síntomas de un problema autoinmune crónico.

El problema autoinmune es la inflamación. El remedio está en tus manos.

Y en los próximos siete días darás un paso enorme para controlarla, con un enfoque único que no exige restricción de calorías, no limita los alimentos que comes ni cuándo puedes comerlos, y no prohíbe categorías enteras de alimentos. Descubrirás que incorporar más alimentos a tu dieta diaria (una deliciosa variedad de plantas y, sí, incluso carne y lácteos) te ayudará a apagar el fuego y a reformatear tu dieta, tu salud y tu vida. Este libro te presentará una forma de comer muy fácil, sostenible y eficaz: el Plan Integral Antigrasa. Se trata de un programa antiinflamatorio que puedes seguir de por vida, con el que no pasarás hambre, no te aburrirás de comer siempre lo mismo ni querrás esconderte debajo de la mesa cuando llegue la pizza. Cuando controlas la inflamación, controlas tu destino. Controlas la presión arterial, los niveles de azúcar en sangre y el colesterol, reduces el riesgo de padecer alzhéimer y otras enfermedades cerebrales, disminuyes drásticamente el riesgo de sufrir cáncer y enfermedades cardiacas, y te liberas de muchas fuentes de dolor crónico, afecciones de la piel y problemas autoinmunes. Y, como efecto secundario, verás surgir para siempre un cuerpo más delgado y saludable.

Cómo ver tu cuerpo, tu dieta y a ti mismo de forma diferente

Es probable que conozcas la alegoría de los tres ciegos que intentan describir un elefante. Uno le toca el costado y lo describe como una pared. Otro le toca una pata y lo describe como un árbol. Y el tercero lo agarra de la trompa y exclama que es como una serpiente. Cada uno de ellos tiene una parte de la verdad, pero ninguno la historia completa.

Así es como la mayoría de las personas, incluso la mayoría de los expertos, abordan el tema de perder peso. Algunos creen que la respuesta al control del peso está en una alimentación baja en hidratos de carbono, o en la dieta cetogénica, o en la restricción de calorías, o en el ayuno intermitente, o en la dieta vegana, o en el ejercicio cardiovascular, o en la combinación de la dieta paleo con el CrossFit, o en la cirugía para reducir peso, o en inhibidores del apetito, o… Bueno, elige tu veneno. Cada uno de estos enfoques tiene sus ventajas, pero ninguno ilumina el panorama completo, porque todos ellos se centran en los síntomas. Debemos dar un paso atrás y mirar el problema real.

Y pocas personas han analizado desde tantos ángulos diferentes como yo la dieta, el ejercicio y el control del peso. En mi calidad de autor de *The Whole Body Reset*, incluido en la lista de libros más vendidos de *The New York Times*, cofundador de la exitosa colección *Eat This, Not That!*, escritor y editor de libros y artículos sobre todas las dietas y los programas de ejercicio físico imaginables, he investigado y, sí, probado personalmente decenas de planes de nutrición y ejercicio. He comido pan sin gluten con el famoso tenista Novak Djokovic y he sudado durante los entrenamientos con la piloto de carreras Danica Patrick. He dejado el azúcar, he dejado la carne, he dejado la grasa, he dejado…, bueno, casi todo a lo que pueda uno renunciar. Y aunque he utilizado mi propio cuerpo como laboratorio, siempre he estado al corriente de las últimas investigaciones sobre aptitud física y nutrición.

Pero toda información que aparece sobre salud y control del peso al final parece apuntar a un problema principal: la inflamación. Y todo nuevo enfoque sobre alimentación y ejercicio apunta, en una medida u otra, en esta dirección. De hecho, las dietas y planes de ejercicio físico funcionan cuando reducen la inflamación del cuerpo, al menos a corto plazo. Y la razón por la que estos planes a la larga no funcionan es que la mayoría no son saludables ni sostenibles, porque no proporcionan a nuestro cuerpo los nutrientes suficientes para que se defienda de la inflamación a largo plazo.

El Plan Integral Antigrasa te ofrece el primer programa para perder peso que se centra en la inflamación como la causa subyacente del desajuste y combina los mejores aspectos de los programas de control de peso de que disponemos con la ciencia y la perspectiva que necesitamos para liberar todo su potencial. Y lo que es aún más importante, el objetivo de este libro es cambiar tu forma de pensar sobre el peso y la salud. A menudo cometemos el error de pensar que debemos perder peso para estar más sanos, cuando en realidad es todo lo contrario. Debemos estar más sanos para perder peso. Por eso este programa pretende:

- **Detener y revertir la inflamación** y las muchas enfermedades relacionadas con ella.

- **Maximizar la salud intestinal** aumentando la biodiversidad de la dieta.

- **Crear y proteger los músculos** eligiendo el momento adecuado para ingerir proteínas.

- **Reducir el riesgo de enfermedades** atacando la principal causa subyacente de enfermedades cardiacas, diabetes, alzhéimer y otros problemas de salud.

- **Perder peso** sin contar calorías ni eliminar categorías enteras de alimentos.

- **Prevenir la fragilidad** y mantenerse fuerte, vital y activo.

- **Disfrutar comiendo** y olvidarse de las dietas.

Las verdaderas entrañas del problema

Cuando pensamos en problemas de peso, solemos centrarnos en la barriga, pero seguramente no lo hacemos de la forma correcta, porque el principal factor que determina si te sobresale la barriga por encima de la hebilla del cinturón en realidad está escondido dentro de ti. Es el microbioma, los aproximadamente cien billones de microbios que habitan en tu cuerpo. De hecho, solo entre el 10 y el 30 % de las células de tu cuerpo son realmente humanas. El otro 70 a 90 % está formado por microbios no humanos. Están en la piel, en las fosas nasales y en otros lugares, pero la mayoría reside en el intestino grueso. ¿Pagan alquiler? No, pero desempeñan un importantísimo papel en todo, desde la digestión hasta la regulación del sistema inmunitario, pasando por el control del estado de ánimo y de los niveles de energía. Y las investigaciones más recientes muestran que, más que la cantidad de calorías que ingerimos o la frecuencia con la que hacemos ejercicio, lo que desempeña el papel más importante a la hora de determinar qué números aparecen en la báscula es la salud del microbioma.

Por cierto, en cuanto a los números de la báscula, no todos tienen que ver contigo. Más de dos kilos de tu peso corporal total son en realidad tu microbioma.

Y, como tú, tu microbioma tiene hambre, pero es muy posible que estés matándolo de hambre por no comer suficientes alimentos de los que a estos bichitos les encantan. Cuando comemos alimentos procesados (a los que les han quitado fibra o que se han triturado de forma no natural), el cuerpo puede digerirlos rápidamente, por ejemplo las galletas, el arroz blanco, la harina blanca, las carnes procesadas, las frutas trituradas y la inmensa mayoría de los alimentos del supermercado, que solemos comprar en cajas y en bolsas. El estómago y el intestino delgado absorben estos alimentos ultraprocesados (o, si se prefiere, «predigeridos»), que no llegan al colon, donde vive la mayor parte del microbioma. En un estudio de 2023, los investigadores asignaron a un grupo de participantes una dieta occidental estándar, y al otro una dieta compuesta básicamente por alimentos integrales y no procesados, que llamaron «dieta potenciadora del microbioma». Los integrantes de ambos grupos comieron la misma cantidad de calorías diarias. Los investigadores descubrieron que cuando los individuos tomaban alimentos integrales, el microbioma digería y absorbía un promedio de 116 calorías adicionales por día. (Algunos participantes perdieron hasta 400 calorías diarias por estos bichos). Pero los que comieron alimentos procesados acabaron absorbiendo ellos mismos esas calorías adicionales.

En otras palabras, tu cuerpo y sus cien billones de microbios acompañantes luchan entre sí por las calorías. Cuantos más alimentos integrales comas, más calorías absorberá tu microbioma y menos calorías absorberás tú. Este estudio mostró que se puede perder peso y grasa corporal sencillamente cambiando a una dieta que alimente de forma eficaz a los microbios intestinales, sin necesidad de reducir calorías ni de hacer ejercicio. (Y sin pasar hambre).

Cuando tu microbioma está sano (cuando está en equilibrio, es un ecosistema con una amplia gama de bacterias diferentes trabajando en conjunto), es más probable que también tú estés sano. El microbioma sano reduce la inflamación y el riesgo de padecer todas las enfermedades que derivan de ella, incluida la obesidad. Un estudio de 2020 publicado en la revista *Frontiers in Immunology* señaló el punto de intersección exacto entre la microbiota intestinal, la inflamación y la obesidad y la diabetes tipo 2. Los investigadores mostraron que el intestino enfermo causaba inflamación, y que esta provocaba aumento de peso y resistencia a la insulina.

Normalmente nuestro microbioma tiene nuestra edad. Los investigadores incluso han descubierto que pueden saber si un individuo va a debilitarse observando su microbioma. Pero cuando mantenemos fuertes nuestros virus intestinales, ellos nos mantienen fuertes a nosotros. Un estudio sorprendente realizado en 2023 con 195 personas de cien años o más que vivían en dos «zonas azules» (Japón y Cerdeña) llegó a la conclusión de que sus microbiomas eran más saludables y diversos que los de los adultos más jóvenes.

¿Qué es un microbioma «saludable»? El que incluye poblaciones prósperas de muchas familias diferentes de microorganismos. Cuanta más variedad de microbioma, menores serán las probabilidades de tener sobrepeso u obesidad. En un estudio, los investigadores compararon los microbiomas de setenta y siete pares de gemelos, y descubrieron que el gemelo con menor diversidad en el microbioma era el que tenía más probabilidades de sufrir sobrepeso u obesidad.

Recuerda esta palabra: diversidad. Será el factor clave para que en los próximos siete días reconstruyas tu microbioma y empieces a controlar la inflamación.

Diversidad, la base del Plan Integral Antigrasa

En muchos sentidos, este programa se parece más a un juego, a una búsqueda del tesoro o a un rompecabezas que a una dieta tradicional. Cuando empieces con este Plan Integral Antigrasa (un método de alimentación basado en plantas, aunque no exclusivamente), disfrutarás de gran cantidad de proteínas y grasas saludables deliciosas y saciantes, junto con una variada mezcla de frutas, verduras, legumbres, frutos secos, semillas y cereales. No contarás calorías, no eliminarás grupos enteros de alimentos ni comerás a horas raras o solo determinados días. Eso no es divertido.

Lo divertido es ampliar el paladar, es decir, comer más alimentos nuevos en lugar de restringir los que te gustan. Y ampliar el paladar (crear más diversidad en nuestras comidas diarias) es fundamental. Es la clave del Plan Integral Antigrasa.

Ten en cuenta que, según los Centros para el Control y la Prevención de Enfermedades, solo una de cada diez personas incluye suficiente fruta y verdura en su dieta. E incluso si estás en esa élite del 10 % que ya consume al menos cinco raciones de fruta y verdura al día, es probable que sean las mismas frutas y verduras una y otra vez. Los estadounidenses comen una media de veintitrés kilos de patatas al año (básicamente patatas fritas) y unos catorce kilos de tomates (pizza y kétchup). Las cinco siguientes más consumidas son las cebollas, las zanahorias, las lechugas repolladas (como la iceberg), el maíz dulce y las lechugas de hojas (como la romana), pero las cinco juntas no llegan a la cantidad de las patatas. De hecho, según algunas estimaciones, el 30 % de las verduras que consumen los estadounidenses son patatas blancas. Nuestro consumo de frutas es bastante similar. Sin contar los zumos, comemos unos seis kilos de plátanos y unos cuatro kilos y medio de manzanas al año; de uvas, sandía, fresas, naranjas y piña, unos dos kilos o menos. Y esta no es una forma natural de comer. Nuestro cuerpo está diseñado para comer una amplia variedad de alimentos vegetales; de hecho, unos científicos descubrieron en un antiguo campamento paleolítico pruebas de cincuenta y cinco tipos diferentes de plantas (frutos secos, frutas, semillas y raíces) que nuestros antepasados habían cosechado y se habían llevado a casa para comérselas. Esa gran variedad en la dieta paleolítica original creó un microbioma diverso y saludable. Cuando otro grupo de investigadores comparó muestras de heces de humanos actuales con restos de heces paleolíticas (caca de cavernícola, literalmente), descubrieron que en los últimos mil años el microbioma humano ha sufrido una «extinción masiva», ha perdido decenas de especies y ha pasado a ser mucho menos diverso. Nada menos que el 39 % de las especies microbianas que vivían dentro de nosotros hace apenas unos siglos ya no están.

Una dieta menos diversa significa un microbioma menos diverso, que es uno de los principales factores que contribuyen a desarrollar muchas de las enfermedades de los seres humanos actuales, incluido, entre otros, el aumento de peso. Sin embargo, la mayoría de nosotros (incluso los que intentamos seguir una «dieta saludable») nos limitamos a un pequeño grupo de alimentos básicos, en especial en el desayuno y la comida. De hecho, una encuesta reveló que una de cada seis personas había comido lo mismo todos los días durante dos años. Según otra, más de la mitad de los encuestados desayunan lo mismo al menos dos veces por semana.

Todos somos animales de costumbres, pero incluso nuestros hábitos saludables pueden ser perjudiciales si no introducimos variedad en nuestras rutinas. Es como si tuvieras la costumbre de ir todos los días al gimnasio, pero solo ejercitaras los antebrazos. No solo no te parecerías a Popeye, porque los músculos solo pueden crecer en relación con los demás músculos que los sostienen y rodean, sino que tendrías brazos fuertes y todo lo demás débil, y serías más susceptible a lesiones, enfermedades y aumento de peso. (Por no hablar del aburrimiento).

Muchos de nuestros hábitos alimentarios «saludables» tienen un efecto similar. Aunque comas esas cinco raciones de fruta y verdura al día, no benefician a tu salud al máximo si no te centras en la variedad. Un estudio del Centro para la Innovación del Microbioma de la Universidad de California en San Diego descubrió que cuanta mayor variedad de plantas tenga la dieta, más sano estará el microbioma. Y las personas con los microbiomas más sanos eran las que comían al menos treinta plantas diferentes por semana.

¿Por qué es tan importante una dieta variada? El doctor Daniel McDonald, investigador de la Universidad de California, me dijo hace poco que es difícil saberlo con exactitud. Una posibilidad es que, como a los microbios les gusta darse un festín a base de fibra vegetal, para ellos sea más saludable la variedad. O podría ser que algunos microbios subsistan sobre todo a base de determinados tipos de fibras vegetales, de modo que cuando limitamos los tipos de plantas que comemos, entorpecemos algunos aspectos del microbioma y acabamos fastidiando la fiesta.

Y una dieta poco variada no tarda mucho en afectar al microbioma. El doctor Tim Spector, profesor de epidemiología del King's College de Londres, lo demostró hace unos años cuando permitió que su hijo Tom pasara diez días comiendo solo McDonald's: nuggets de pollo, patatas fritas, hamburguesas y Coca-Cola. Antes del atracón de comida rápida, Spector tomó una muestra del microbioma del vientre de su hijo. Diez días después, tomó otra. El resultado: más de 1.300 especies de bacterias saludables habían desaparecido por completo. Si eliminas la variedad de tu dieta, eliminarás la variedad de tu microbioma.

Una dieta variada es mucho más saludable por una segunda razón, que tiene que ver con los fitoquímicos, los nutrientes que solo se encuentran en las plantas. Cada planta tiene su propio grupo y, hasta donde sabemos, existen al menos 25.000 nutrientes diferentes de origen vegetal (muchos más de los que encontramos en el multivitamínico más completo). Cada uno de estos miles de nutrientes desempeña un papel único en el mantenimiento de la salud general. Algunos se han relacionado con la ralentización del deterioro cognitivo, otros regulan la función del sistema inmunitario y otros reducen la presión arterial y la placa arterial.

Pero estos nutrientes variados no funcionan solos. Todos trabajan juntos, como una orquesta, para crear un potente efecto antiinflamatorio. Por lo tanto, si tu dieta se limita a las patatas, las manzanas y el brócoli, no estás alimentando a tu cuerpo, o a tu microbioma, con todos los nutrientes que necesita.

Pero ¡no quiero cambiar lo que como!

Sí, entendido. Ningún plan de alimentación funcionará si no incluye tus comidas favoritas o si te obliga a desplazarte en coche a cinco o seis tiendas para encontrar fruta del dragón, colinabo o melón verde. Y no todas las frutas y verduras son tan apetecibles para todo el mundo como la sandía y las patatas fritas caseras. Por eso es tan importante que este plan sea lo más fácil, accesible (y divertido) posible.

Pero también quieres ver resultados rápidos. Y aquí es donde entra en juego el Reto de los 7 días.

¿Qué es el Reto de los 7 días? ¿Implica comer solo aguacate durante una semana? ¿Hacer cien flexiones cada día? Tampoco es divertido. El objetivo de este programa es sencillamente intentar comer treinta plantas diferentes en los próximos siete días. Además, comerás un desayuno rico en proteínas (preferiblemente con suero de leche, también conocido como proteína whey), eliminarás los hidratos de carbono refinados y los dulces durante solo siete días (para empezar a perder peso rápidamente) y limitarás el consumo de cereales integrales a una ración al día.

Cinco formas sencillas de hacer trampas en este programa

¿Crees que es difícil comer treinta plantas en una semana? Haz esto:

- **Convierte el desayuno en una fiesta.** No es necesario vivir en Margaritaville para empezar el día con un combinado. Un sencillo batido de plátano, fresas, coco y mango congelados, además de semillas de cáñamo, ½ lima, yogur natural y proteína de vainilla en polvo, tiene un sabor sospechosamente parecido al daiquiri y te proporciona seis plantas energéticas para empezar el día.

- **Potencia tus platos favoritos.** La pasta con salsa marinara tiene solo una planta, el tomate. Pero si utilizas pasta integral y añades un poco de brócoli asado y ajo fresco, multiplicarás por cuatro la cantidad de plantas sin dejar de comer tu plato favorito.

- **Mezcla las verduras.** En lugar de lechuga bibb, romana o iceberg, o incluso «superalimentos» como la col rizada y las espinacas, opta por la mezcla de primavera; puedes multiplicar por cuatro la cantidad de plantas con este sencillo cambio.

- **Convierte la sopa de judías negras en una sopa de doce judías.**

- **Mezcla los frutos secos.** En lugar de una lata de cacahuetes o una bolsa de pistachos, compra una mezcla de frutos secos que incluya almendras, nueces, pistachos y otros. En los supermercados encontrarás mezclas con varias plantas diferentes.

Espera… Hemos conseguido treinta plantas diferentes solo con estos trucos, pero hay muchas otras formas de alcanzar este objetivo. ¿Qué te parece una ensalada de frutas del bosque en lugar de solo de fresas? ¿O una bandeja de coliflor, boniatos y coles de Bruselas asados en lugar de solo uno? ¿O espolvorear semillas de chía, calabaza y girasol en tus cereales favoritos? ¿O comerte las zanahorias y el apio que acompañan las alitas de pollo?

Hay mil millones de combinaciones diferentes, y este libro te mostrará decenas de caminos para llegar a tu meta. (Encontrarás cincuenta ideas ingeniosas más en la p. 34). Pero el verdadero truco es este: cuando hayas pasado siete días jugando con este programa y desafiándote a ti mismo para llegar a las treinta plantas, habrás aprendido a incorporar plantas diversas a tu dieta. Podrás hacer este tipo de elecciones a diario, ampliar tu paladar y cosechar los beneficios durante décadas.

Pero ¿de verdad es tan fácil?

Pues sí, más o menos.

Lo cierto es que, si ya intentas seguir un patrón de alimentación saludable (sin hacer tonterías como la dieta cetogénica extrema, alimentarte solo a base de zumos o alguna otra dieta con restricción calórica que sea perjudicial para ti), entonces probablemente estés más cerca de estas pautas de lo que crees. Se basan en lo que sabemos sobre la importancia de las proteínas, las grasas saludables y la fibra como los tres componentes básicos de la nutrición humana.

En este plan harás tres comidas al día. Tu desayuno será rico en proteínas (de 25 a 30 gramos) e incluirá preferentemente proteína de suero de leche u otra fuente de lácteos. (Lo ampliaré en los siguientes capítulos, pero la ingesta de proteínas, y en especial la de suero de leche, ayuda a que el microbioma esté más sano, a mantener los músculos, a controlar el hambre, a perder grasa, a aumentar los niveles de energía y a muchas otras cosas más). Muchos de nosotros ya ingerimos muchas proteínas en la comida y la cena, pero no empezamos bien el día. Eso va a cambiar.

Los tentempiés son opcionales. Las comidas de este programa son bastante sustanciosas, así que es posible que no tengas hambre entre ellas. Pero cuando piques algo, procurarás añadir más plantas diferentes a tu merienda para asegurarte de recibir los beneficios antiinflamatorios y estimulantes del intestino. Y después del Reto de los 7 días inicial, incluso todas las noches podrás tomar un postre que, según los estudios, puede evitar el aumento de peso y los problemas de salud. (No voy a mantener la intriga: el postre que te ayuda a estar más sano está en la p. 70).

Lo bueno es que comerás mucha comida deliciosa, sin retirar nada de la mesa (literal y metafóricamente) salvo los siete primeros días. Y podrás seguir este programa en muchos de tus restaurantes favoritos, desde Chili's y Applebee's hasta Subway y Starbucks. Además, te ofreceré decenas de recetas deliciosas y fáciles de preparar que te llenarán de plantas energéticas sin que sientas que estás comiendo como un pajarito.

Todas las comidas y todos los tentempiés deben incluir los tres elementos siguientes:

- **Plantas energéticas:** Con cada comida debes avanzar hacia tu objetivo de consumir treinta plantas diferentes. (Si lo haces, la fibra se cuidará sola). Las plantas energéticas son todo alimento integral de origen vegetal (incluidos los cereales, los frutos secos, las semillas, las verduras y las frutas) que conserve la fibra y los nutrientes intactos. ¿Una manzana cruda? Sí. ¿Una manzana al horno? Sí. ¿Compota, zumo y pastelitos de manzana? No.

- **Proteínas energéticas** (como proteínas vegetales, carnes magras, pescado, cereales integrales y lácteos).

- **Grasas energéticas** (incluidas grasas monoinsaturadas como las aceitunas, los aguacates y los frutos secos; grasas lácteas y pescado).

De hecho, ante cualquier comida o tentempié hazte estas tres preguntas: ¿Dónde están mis plantas energéticas? ¿Dónde están mis proteínas energéticas? ¿Dónde están mis grasas energéticas? Si puedes responder a estas tres preguntas, sabrás que vas a disfrutar de una comida saludable que iniciará el proceso de reconstrucción de tu microbioma, reducirá la inflamación y te llevará a estar más delgado y llevar una vida más saludable y feliz.

¿Estás listo para empezar?

ESPERA, NO TAN DEPRISA

Tenemos que llegar a un acuerdo. Mira, no vas a embarcarte solo en este viaje. Esta misión es tanto para ti como para los cien billones de organismos que componen su cuerpo. Todo el equipo debe trabajar unido para reducir la inflamación, eliminar la grasa y vivir una vida más larga, saludable y feliz.

Así que ¿estáis todos listos? ¿Los 100.000.000.000.001? Pues ¡vamos!

Un primer vistazo al Plan Integral Antigrasa

Comidas diarias: Tres, incluido el desayuno. Cada comida contendrá de 25 a 30 gramos de proteína, dos o más plantas energéticas y alguna grasa saludable.

Tentempiés diarios: Uno o dos, si quieres, con al menos una planta energética en cada uno.

Alimentos clave:

Plantas energéticas: la mayor variedad posible de plantas enteras, incluidos los frutos secos, las semillas, los cereales, las frutas, las verduras y las legumbres. (Todo alimento vegetal completo es una planta energética).

Proteínas energéticas: proteína de suero de leche, carnes magras, pescado, lácteos, aves y huevos.

Grasas energéticas: aceitunas, aguacates y sus aceites, frutos secos, semillas y sus mantequillas, lácteos enteros y pescado.

Alimentos que hay que evitar:

- **Bebidas que contienen azúcar o edulcorantes artificiales.** Varios estudios han demostrado que el azúcar líquido es mucho más perjudicial para el cuerpo que el azúcar presente en los alimentos sólidos. Pero curiosamente los edulcorantes artificiales tienen un efecto casi idéntico. (Véase la p. 75).

- **Tentempiés y comidas procesados.** Cuantos más aditivos, conservantes e ingredientes no alimentarios comemos, más perjudicamos nuestro microbioma. Es imposible evitar totalmente los alimentos procesados, pero en cuanto te hagas amigo de tu microbioma y entiendas lo mucho que esos bichitos hacen por ti a diario, estarás más atento a protegerlos.

- **Carnes procesadas.** Diversas investigaciones muestran que muchas de tus carnes favoritas (incluso las hamburguesas y los bistecs) pueden proteger el microbioma. Pero las carnes procesadas, como las salchichas y el beicon, dañan el microbioma, aumentan la inflamación e incrementan el riesgo de obesidad, diabetes y enfermedad de Alzheimer.

El Reto de los 7 días: Durante los primeros siete días, evita todos los hidratos de carbono procesados, incluidos el arroz blanco, el pan blanco, los bollos, los pasteles, las patatas fritas, los dulces, etc. Consume treinta plantas enteras diferentes. Limita los cereales integrales (como el arroz y el pan) a una ración diaria.

50 formas de añadir más de 100 plantas

Este libro está repleto de recetas, consejos para hacer la compra e incluso una guía de restaurantes que te ayudarán a llenar tus comidas (y tu sistema digestivo) de una variedad de plantas que combaten la inflamación. Pero las ideas para maximizar el consumo de plantas son infinitas sin necesidad de poner una sartén al fuego o ir a buscar un menú. Aquí tienes mis cincuenta favoritas.

1. Mejora el pan. Prueba un pan multicereales con la mayor cantidad posible de cereales integrales y semillas diferentes, entre ellos trigo integral, lino, semillas de girasol, semillas de sésamo, semillas de calabaza, avena y cebada.

2. Añade linaza molida a la masa de tortitas y gofres. ¡Nadie se dará cuenta!

3. O cuece al vapor un poco de coliflor, tritúrala y métela en tortitas, bollos e incluso macarrones con queso. ¡Tampoco nadie se dará cuenta!

4. Mejora aún más tus tortitas utilizando trigo sarraceno, una alternativa sin gluten rica en fibra y proteínas.

5. Incluye en todos los batidos un mínimo de seis plantas diferentes. (Encontrarás cinco recetas para empezar en la p. 79).

6. Si te encantan los cereales, añádeles una fruta, un fruto seco y una semilla diferente cada mañana de la semana. Fresas, almendras y semillas de calabaza hoy; frambuesas, nueces y semillas de girasol mañana.

7. Hablando de frutos secos, la próxima vez que organices un cóctel, compra una mezcla de muchos diferentes en lugar de los típicos cacahuetes de siempre.

8. Espera... ¿Alguien ha dicho cócteles? Tomemos algo pecaminoso y convirtámoslo en virtuoso. Añade un poco de menta en los mojitos, utiliza jengibre fresco en las bebidas con ron y echa unas bayas de enebro en la ginebra. (Pero debes comerte las hierbas. No te bebas otra copa hasta que hayas acabado con las plantas).

9. Y si tu bloody mary está adornado con apio, cómetelo también.

10. Haz los wraps con tortillas de puré de coliflor en lugar de con esas tristes tortillas de harina.

11. Hablando de tortillas, cuando vayas a un restaurante mexicano, pide siempre tortillas de maíz, que están hechas de grano entero, en lugar de tortillas de harina, que son solo harina blanca y manteca de cerdo.

12. Nunca comas helado solo. Cúbrelo siempre con frutos secos y frutas del bosque (la mayoría de las heladerías ofrecen muchas opciones).

13. Y nunca pidas pizza sin al menos un vegetal. Prueba algo nuevo: alcachofas, ajo fresco, espinacas o brócoli.

14. Echa un vistazo a las nuevas opciones de «arroz», que incluyen brócoli, coliflor y palmitos.

15. O, en lugar de arroz blanco o integral, prepara una mezcla de arroz salvaje, que puede contener cuatro o cinco plantas diferentes.

16. Experimenta con nuevas opciones de pasta, incluida la pasta seca de lentejas, garbanzos o arroz integral.

17. U olvídate por completo de la pasta seca y busca alternativas como los espaguetis de calabaza o las espirales de calabacín.

18. Hablando de pasta, puedes encontrar raviolis rellenos de espinacas, champiñones, berenjena y calabaza. ¿Por qué limitar tu comida a un solo tipo?

19. Busca en la sección de congelados ingredientes para batidos que no suelas utilizar: yaca, açaí, coco, aloe vera y pitahaya.

20. Cambia el chocolate con leche por una tableta de chocolate negro que contenga el 72 % de cacao o más.

21. Hablando de chocolate, los trocitos de cacao son granos de cacao partidos que sirven como aderezo divertido para postres e incluso puedes añadirlos a los cereales de la mañana, junto con frutas del bosque y frutos secos.

22. Busca nuevas harinas para pasteles, como la de almendra, yuca, coco, garbanzo, avena, teff, sorgo, mijo, avellana y coliflor.

23. Acompaña tus salsas para dipear con chips de boniato, de plátano macho o de ñame.

24. Y si vas a dipear con patatas chips, prepara tú la salsa con tomate fresco picado, perejil, cebolla, jalapeño sin semillas y zumo de lima. O sustituye la aburrida salsa de cebolla por guacamole o hummus.

25. Picotea algas secas (sí, a los niños también les encantan).

26. Busca otros tipos de galletas saladas, como las de arroz integral, quinoa, semillas de calabaza, de girasol, de amapola y linaza.

27. U olvídate de las galletas saladas y picotea chips de champiñones o de coliflor.

28. Prueba los macarrones con queso hechos con macarrones de garbanzo.

29. Busca mezclas de sopa con una amplia variedad de judías y lentejas en lugar de la sopa de judías negras de siempre.

30. Coloca hierbas frescas sobre todo pescado o pollo al horno. Un poco de aceite de oliva y sal es todo lo que necesitas para convertirlo en una explosión de sabor.

31. Echa semillas de cáñamo en todos los batidos y cereales del desayuno. Están llenas de proteínas, fibra y grasas saludables.

32. Incluye una pieza de fruta cada vez que tomes un tentempié. ¿Te apetece un trozo de queso? Combínalo con una manzana. ¿Quieres chocolate? Las cerezas y las fresas combinan muy bien.

33. Dale un respiro a la manzana verde de siempre. A todos nos encanta la textura firme y el sabor crujiente de las manzanas verdes, pero hay

decenas de variedades por probar y cada una es una planta diferente. Prueba la gala, la mcintosh, la fuji, la cortland, la golden delicious, la pink lady y todas las variedades que tengas a tu disposición.

34. Lo mismo con los tomates: prueba los cherry, los corazón de buey y los de pera.

35. O peras (bartlett, bosc y de Anjou).

36. Busca mezclas de primavera o mézclum en el supermercado y considera la posibilidad de comprar algunas verduras inesperadas para ensalada como los berros, los brotes, la escarola y las endibias.

37. No te conformes con la mantequilla de cacahuete y ten también a mano mantequilla de almendras, de girasol y de anacardos.

38. Olvídate de las gelatinas y compra elegantes mermeladas en mercados ecológicos. Están hechas con fruta entera (puedes ver las semillas dentro, que cuentan como plantas energéticas).

39. O, todavía mejor, incorpora frutas del bosque enteras al pan integral con mantequilla de cacahuete. Las frambuesas y las moras son especialmente deliciosas.

40. Vuélvete loco con las frutas del bosque. Los arándanos silvestres son una planta totalmente diferente de las que se cultivan en granjas y puedes encontrarlos en la sección de congelados. O echa un vistazo a las zarzas de tu barrio y busca frambuesas y moras silvestres en verano.

41. Prueba frutos secos poco habituales, como las nueces de macadamia o de Brasil.

42. Utiliza dátiles para endulzar. Mezclados en batidos o picados en brownies o magdalenas, son una alternativa vegetal entera a la miel y el azúcar.

43. Haz brochetas. En lugar de un bistec o pollo, corta la carne en trozos y haz brochetas con champiñones, calabacines, tomates e incluso piña. (Consejo: remoja las brochetas de madera con agua antes de colocarlas en la parrilla, para evitar que se quemen antes de tiempo).

44. Hazte amigo del buffet de ensaladas. Intenta colocar en tu plato la mayor cantidad posible de colores. No dudes en seleccionar remolachas, rábanos y judías verdes.

45. Juega con diferentes tipos de cítricos. En lugar de limitarte a las naranjas, prueba las mandarinas, las naranjas sanguinas, el kumquat, el tangelo y el pomelo. Hay todo un mundo de sabores ahí fuera.

46. Tarta antes que pastel. Calabaza, arándano, manzana, melocotón, cereza..., cualquier cosa con fruta entera es mejor opción que la harina blanca.

47. Llena la nevera de pudín de semillas de chía. Añade semillas de chía, una leche vegetal, como la de avena o la de soja, y un toque de miel. Remuévelo, déjalo reposar diez minutos, vuelve a removerlo y mételo en la nevera. Sírvelo con fruta picada por encima. Es un desayuno, o un tentempié, o un postre.

48. En caso de duda, pide chili. Muchos restaurantes que parecen poco saludables ofrecen chilis ricos en plantas.

49. Adereza la ensalada con flores. Las violetas y las capuchinas son dos flores comestibles comunes que parecen crecer en cualquier parte. Recógelas, déjalas reposar unas horas en la encimera para que los insectos escondidos se marchen y añádelas a la ensalada o decora el plato con ellas. Y luego...

50. Cómetelas. Ya sea una ramita de menta en una bola de helado, una rodaja de naranja en un tequila sunrise o una ramita de perejil en un plato de chuletas de cerdo, casi todos pasamos por alto estas humildes ofrendas vegetales y perdemos la oportunidad de alimentar a nuestro microbioma con lo que más desea.

1

Cómo la inflamación nos pone enfermos, nos hincha y nos hace infelices

La teoría del Big Bang sobre la grasa abdominal
y por qué este punto de inflexión marca un cambio
importante en tu vida, tu salud y tu futuro.

Imagina que acabas de disfrutar de una comida deliciosa y abundante. Felicitas al chef, te apartas un poco de la mesa y te colocas una mano en la barriga.

Observarás que la mano descansa cómodamente sobre el abdomen, justo debajo del pecho, unos centímetros por encima del ombligo. Ese lugar está duro, es casi como saliente, con mucho tejido más blando alrededor.

Puede que te cueste recordar la época en la que ese bulto hinchado no estaba ahí, pero tu barriga es relativamente reciente; no naciste con ella. Tu cuerpo la formó con el tiempo en respuesta a un problema de salud que avanza lentamente y del que probablemente hayas oído hablar, aunque no acabas de entender. Ese problema se llama inflamación crónica. Y el centro de su universo es tu barriga. Un vientre redondo es el equivalente a una luz de control del motor en el salpicadero del coche.

Echemos un vistazo debajo del capó y descubramos cuál es exactamente el problema.

¿Qué es exactamente el «intestino permeable»?

Parece extraño que podamos ganar peso solo porque unos cuantos billones de organismos microscópicos se muevan en una dirección o en otra, pero el equilibrio dentro del intestino puede ser tan delicado que, cuando se desajusta (el término técnico es «disbiosis intestinal»), pueden surgir muchísimos problemas. La obesidad, la diabetes y otros trastornos suelen ser resultado de un problema de inflamación que los médicos llaman «síndrome del intestino permeable».

¿Qué es eso?

¿Alguna vez te has cepillado los dientes y has notado que te sangraban las encías? Se trata de inflamación provocada por una acumulación de bacterias nocivas dentro y alrededor del espacio donde los dientes se unen con las encías. Cuando las encías se inflaman, se separan de los dientes (lo que se conoce como «encías retraídas»), que dejan cada vez más al descubierto. Si el pro-

---

Qué nos dice la economía sobre la grasa, la inflamación y el mito de las calorías

Prueba sorpresa: ¿Cuál de los siguientes es el mejor indicador de cuánto pesas?

A. Tu nivel de estudios
B. La ciudad en la que vives
C. La cantidad de hamburguesas con queso que comes al año
D. Lo que cobras por hora

Según numerosas investigaciones recientes, la respuesta es todas las anteriores, excepto la C.

blema empeora, las bacterias y otros compuestos pueden entrar en la sangre a través de esas pequeñas grietas en las encías, lo que aumenta los niveles de inflamación. Las personas con enfermedades en las encías tienen un riesgo de infarto e ictus entre dos y tres veces mayor que las personas con las encías sanas, y las mismas bacterias que están en la placa oral también se encuentran en la placa arterial.

Pues bien, lo que ves en el espejo del baño cuando te sangran las encías no es muy diferente de lo que sucede en el intestino cuando el microbioma se desequilibra. El revestimiento del intestino se inflama, al igual que los tejidos de las encías. Imagina el revestimiento del intestino como una malla fina que permite que entren el agua y los nutrientes, pero deja fuera todo lo demás. Cuando el revestimiento se irrita, se hincha, y esos pequeños puntos de paso se agrandan y crean huecos. En ese momento, las bacterias y sus diversos compuestos empiezan a entrar en el torrente sanguíneo.

En Estados Unidos, uno de los factores que más influyen en el peso es el sueldo. En los estados en los que los ingresos familiares medios son inferiores a 45.000 dólares al año, más del 35 % de la población es obesa; en los estados en los que la media de ingresos es superior a 65.000 dólares al año, la tasa de obesidad es inferior al 25 %. (El mismo fenómeno se observa en Europa, donde las personas con ingresos más bajos tienen hasta un 20 % más de probabilidades de ser obesas).

Y esta disparidad es un fenómeno bastante reciente. Investigadores de la Universidad de Tennessee analizaron datos recopilados por los Centros para el Control de Enfermedades y el proyecto de investigación Atlas sobre el acceso a los alimentos, y descubrieron que en 1990 no se observaba relación entre el nivel de ingresos y la obesidad, pero en 2015 la correlación era innegable.

Uno de estos compuestos, llamado lipopolisacáridos (LPS), se encuentra en las paredes celulares de determinadas bacterias. Los intestinos sanos impiden la entrada de LPS en el torrente sanguíneo, pero los intestinos permeables lo dejan pasar. Los niveles más elevados de LPS en el torrente sanguíneo se han relacionado con la obesidad, el síndrome metabólico y la inflamación del tejido adiposo. En un estudio se observó que las personas a las que se les inyectó LPS mostraban un aumento de la resistencia a la insulina.

Esta filtración alerta al sistema inmunitario que se acelera para intentar responder a estos invasores no deseados. Entretanto, diversos microorganismos y metabolitos empiezan a acumularse en el hígado y a dañarlo, y la inflamación aumenta por todo el cuerpo y hace que la poderosa artillería del sistema inmunitario se vuelva contra nuestras células sanas, lo que aumenta el riesgo de todo, desde la obesidad hasta la diabetes, pasando por enfermedades del corazón y la artritis.

He visto este fenómeno con mis propios ojos cada vez que voy en coche desde Nueva York hasta mi ciudad, Rensselaer, a las afueras de Albany. No es lo que uno llamaría una comunidad muy próspera:

Valor medio de la propiedad en 2020, condado de Rensselaer: 197.100 dólares
Valor medio de la propiedad en 2020, condado de Nueva York: 1.020.000 dólares
Fuente: Datos EE.UU.

Como viajaba por la Thruway con mis hijas pequeñas, tenía que parar con frecuencia para ir al baño, para comer algo y para tomarme un café. Cuanto más al norte paraba, más voluminosas eran las

La buena noticia es que el revestimiento del intestino, como la mayor parte de nuestro cuerpo, se regenera constantemente. Con una dieta adecuada, antiinflamatoria y rica en nutrientes y otros cambios en el estilo de vida, el revestimiento del intestino puede curarse rápidamente, lo que facilitará que pierdas peso.

Anatomía del estómago

Se supone que la grasa es nuestra amiga.

Podríamos pensar que la masa que tenemos dentro y alrededor del abdomen no es más que un montón de antiestéticas células grasas, también llamadas células adiposas, pero la grasa es una estructura mucho más complicada. Entre esas células adiposas hay células inmunitarias, que ayudan a eliminar los patógenos, células endoteliales, que recubren los vasos sanguíneos y contribuyen a garantizar el flujo de nutrientes, y células nerviosas, que

personas a las que veía en la estación de servicio. Y al volver a la Gran Manzana el fenómeno se invertía.

Detengámonos un momento a pensarlo. La comida cuesta dinero. Entonces ¿por qué tener menos dinero hace ganar peso?

Un punto de vista muy popular es que las personas con menos dinero tienen que comer menús de un dólar en restaurantes de comida rápida, y por lo tanto acumulan calorías. Es una perspectiva que alcanzó su apogeo a principios de la década de 2000, cuando dos adolescentes intentaron demandar a McDonald's por haberlos convertido en obesos, unos años antes de que el exitoso documental *Super Size Me* llegara a los cines. El exceso de calorías responde a la comida rápida.

Pero si nos fijamos en las calorías que consumen los clientes de los restaurantes de comida rápida, la teoría no se sostiene:

propician que experimentemos todas las sensaciones. El conjunto de células que trabajan juntas y que forman el tejido adiposo es el órgano endocrino más grande del cuerpo. Cada año, un 8 % de este tejido muere y es sustituido, lo que significa que cada trece años la grasa de nuestro cuerpo es totalmente nueva.

Y cuando la grasa está sana, todas esas células trabajan juntas para mantenernos en plena forma. Las pequeñas células grasas segregan una hormona llamada adiponectina, que produce grandes beneficios: reduce la inflamación, desalienta la formación de depósitos de grasa en las arterias y mejora la respuesta de las células a la insulina, lo que ayuda a controlar el azúcar en la sangre. Las células inmunitarias incrustadas en el tejido adiposo contribuyen a este esfuerzo segregando sus propios compuestos antiinflamatorios. Y el tejido adiposo también interviene en la regulación hormonal, incluidos el estrógeno y la leptina, la hormona de la «saciedad», que ayuda a mantener el hambre a raya.

Big Mac de McDonald's, patatas medianas y Coca-Cola: 1.040 calorías.

Hamburguesa con queso de Outback Steakhouse, media ración de Aussie Fries y Coca-Cola: 2.290 calorías.

Un estudio de 123 restaurantes de todo tipo mostró que una comida media contenía 1.205 calorías, mientras que los investigadores de Tufts observaron que una comida rápida media aportaba 809 calorías, un significativo 33 % menos que los restaurantes normales.

La anomalía va más allá del tipo de restaurante. Investigadores de la Universidad de Minnesota encuestaron a noventa hogares de la zona y descubrieron que aquellos con ingresos más altos gastaban significativamente más dinero tanto en comer en casa como en restaurantes. Y gastaban más del doble de dinero en dulces y tentempiés que las familias con bajos ingresos.

Pero cuando el microbioma se altera o cuando empieza a acumularse demasiada grasa, aparece la inflamación, y todo el sistema se desmorona. El amigo se convierte en enemigo, y los vecinos luchan entre sí. La grasa engendra grasa. Y todo empieza a arder.

Cómo la inflamación genera grasa

Quizá supongas que el aumento de peso significa más células grasas, pero no funciona exactamente así. Cuando ingerimos más calorías de las que quemamos, las células empiezan a hincharse con energía almacenada en forma de triglicéridos. Es el aumento de peso que vemos en la edad adulta temprana: unos kilos de más que empiezan a acumularse alrededor de la cintura. Y es bastante fácil eliminarlos. Si comemos un poco menos y hacemos un poco más de ejercicio, los triglicéridos se queman

Si las calorías son realmente la fuerza que impulsa el aumento de peso, entonces, desde un punto de vista meramente estadístico, la persona con problemas económicos que come comida rápida barata y baja en calorías, y ahorra dinero en dulces y tentempiés, debería pesar menos que el ciudadano acomodado medio que come en una amplia gama de establecimientos donde sirven comida de calidad.

Así que quizá haya algo más en juego.

Una pista: según el estudio de Minnesota, aunque las familias con elevados ingresos gastaban más en comida basura, también gastaban más del doble que las familias más pobres en frutas y verduras frescas.

Esta es la diferencia. Los problemas de la comida rápida y precocinada no son las calorías; son la falta de nutrientes, la consiguien-

y nuestras células grasas (y nuestros pantalones) pueden volver a su tamaño original.

Un poco de grasa extra no es gran cosa; de hecho, es natural y quizá incluso saludable. Diversos estudios muestran que las personas que aumentan de peso en la mediana edad, sin llegar a ser obesos, viven tanto como las que se mantienen delgadas toda su vida, o más. Recuerda que la función de la grasa es protegernos.

Pero hay un punto de inflexión. En un artículo del *European Journal of Immunology* lo llamaron «el Big Bang», el momento en el que la grasa deja de ser un órgano sano e inmunorregulador y se convierte en disfuncional y peligrosa. Que lleguemos o no a ese punto de inflexión depende de la cantidad de peso que ganemos, así como de la edad, el estado físico, el nivel de inflamación, la salud del microbioma y otros aspectos de la salud en general. Pero en cuanto se llega, el peso adicional empieza a cobrar vida propia.

te falta de variedad en el microbioma y la inflamación que provoca, que favorece la obesidad. Un estudio de 2020 analizó muestras de sangre de más de 17.000 personas y descubrió que, incluso teniendo en cuenta factores del estilo de vida como el tabaquismo, el consumo de alcohol y el índice de masa corporal, las personas con niveles educativos más bajos solían tener niveles más altos de tres marcadores de inflamación. Y en un estudio de 2022, investigadores de Harvard descubrieron que vivir en un barrio de alto estatus y altos ingresos se correlaciona con una menor inflamación.

¿En qué medida se relacionan el poder adquisitivo, la inflamación y la grasa? En 2022, un informe rastreó los aumentos en el porcentaje de grasa visceral entre los años 2011 y 2018. A diferencia de otros estudios, los investigadores de este proyecto buscaron no

A medida que las células adiposas crecen (pueden alcanzar hasta diez veces su volumen original), se estresan y producen menos adiponectina, la sustancia saludable que nos protege. Empiezan a segregar más factores proinflamatorios, compuestos con nombres siniestros, al estilo de los villanos de las películas de James Bond, como «resistina» y «factor de necrosis tumoral alfa». Las células endoteliales también se estresan, lo que dificulta el flujo de oxígeno y hace que se llenen de colesterol. Se trata de una alerta roja para el cuerpo, que percibe un peligro real cuando las células del tejido adiposo luchan por el oxígeno y los nutrientes.

Como respuesta, en el tejido adiposo empiezan a formarse más células inmunitarias, unos glóbulos blancos llamados macrófagos. (Cuanto más pesemos, mayor será el porcentaje de células inmunitarias en nuestra grasa. En el tejido adiposo sano, los macrófagos representan alrededor del 10 % del total de células, pero a medida que el tejido se inflama, la cantidad puede aumen-

solo el aumento continuo de personas con sobrepeso u obesidad, sino su cantidad de grasa visceral. Como era de esperar, el porcentaje de grasa visceral respecto del peso corporal no dejó de aumentar hasta 2016. A partir de entonces la corriente pareció cambiar y el porcentaje de grasa visceral, que está directamente relacionado con la inflamación, empezó a descender poco a poco.

¿Por qué?

¿Cómo?

«Discutimos mucho sobre por qué se produce este punto de inflexión», me dijo el doctor Jacob E. Earp. Como profesor adjunto del Departamento de Kinesiología de la Universidad de Connecticut e investigador asociado del Laboratorio de Rendimiento Humano de la UConn, Earp formó parte del equipo que realizó el estudio sobre la grasa visceral. Aunque no llegaron a explicaciones definiti-

tar hasta el 40 %. Así que casi la mitad de nuestra grasa ni siquiera es grasa).

Al principio, estas células inmunitarias adicionales son benignas, pero si la grasa sigue aumentando, el sistema inmunitario entra en pánico. Las células antiinflamatorias se ven superadas en número a medida que cada vez más células inflamatorias ganan terreno y liberan sus compuestos villanos. Otras células cambian de bando, como agentes dobles. Las células T asesinas naturales invariantes, que trabajan para controlar la inflamación cuando estamos delgados, de repente se vuelven contra nosotros y pasan a incentivar la inflamación, las muy cabronas.

Estos compuestos inflamatorios pasan al torrente sanguíneo, desde donde se extienden por todo el cuerpo e inhiben los receptores de insulina, aumentan aún más los niveles de azúcar en sangre y provocan la aparición de diabetes. También afectan a nuestros receptores de leptina; nuestro cerebro ya no recibe la

vas, los investigadores señalan que esta evolución coincide con dos cambios significativos en la sociedad estadounidense: un marcado descenso del índice de pobreza nacional y la inscripción generalizada en la Ley de Asistencia Sanitaria Asequible, que llevó a una reducción significativa de la cantidad de personas que no tenían seguro médico.

En otras palabras, menos pobreza + más asistencia sanitaria = menos inflamación + menos obesidad.

Pero ¿por qué los ingresos más bajos se correlacionan con más grasa y más inflamación? «Se especula mucho al respecto —me dijo Earp—. Se habla de la imposibilidad de acceder a frutas y verduras, y de la mayor dependencia de alimentos más baratos, como los procesados. No disponen de medios para utilizar instalaciones recreativas. Y también podría haber problemas culturales.

señal de que hemos comido lo suficiente y de que es hora de parar. Tenemos más hambre y comemos aún más. Más comida significa más azúcar en sangre con la que lidiar. El exceso de energía se encamina directamente al estómago. Las células grasas no pueden duplicarse, por lo que, a medida que se llenan hasta el punto de desbordarse, se inflaman aún más y empiezan a producir una nueva hormona, el neuropéptido Y (NPY). Esta hormona indica a las células madre que deben abandonar cualquier otro plan y convertirse en células grasas, lo que aumenta el volumen potencial de almacenamiento en el abdomen.

Pero el NPY hace algo aún peor: también es la hormona estimulante del apetito más potente jamás encontrada y actúa directamente sobre el cerebro para provocarnos aún más hambre.

La grasa engendra grasa.

Este es el ciclo de inflamación, obesidad y hambre que resulta tan difícil revertir, el que conduce a ganar peso y aumenta dramá-

»Gran parte de ello podría deberse a la libertad que te da no tener tantas limitaciones económicas. ¿Cuánto puedes gastar en productos? ¿Cuánto tiempo tienes para hacer la compra y para cocinar? Si trabajas horas extras, es tiempo que podrías haber invertido en actividades saludables». Y el estrés económico, como cualquier otro tipo de estrés, está estrechamente relacionado con el aumento de la inflamación. (Véase el capítulo 5: Escuchar la conversación entre tu barriga y tu cerebro).

Pero lo que las pruebas nos muestran es que el estrés y la falta de variedad en la dieta son factores que contribuyen en buena medida a la obesidad. Por eso este programa no consiste en reducir calorías y preocuparse por el peso, sino en relajarse y comer para adelgazar.

ticamente las perspectivas de lo que llamamos enfermedades del envejecimiento: enfermedades cardiacas, cáncer, alzhéimer, diabetes y artritis. Un artículo publicado en la revista *Medicine* en 2019 lo decía claramente: «Ahora consideramos la obesidad un estado de inflamación crónica de bajo nivel».

Pero no todo está perdido.

Los bomberos naturales del cuerpo

El cuerpo cuenta con una defensa natural contra la inflamación crónica. Entre los cien billones de microorganismos que viven en el intestino hay numerosas especies que trabajan duro para estabilizar el sistema inmunitario, reducir el hambre, regular las hormonas y controlar la inflamación.

Lo hacen en parte descomponiendo determinados tipos de fibra alimentaria que nuestro cuerpo no puede manejar por sí solo. Algunas especies de microbios emiten enzimas que ayudan a fermentar estas fibras vegetales, que de otro modo no serían digeribles, y las utilizan para producir ácidos grasos de cadena corta (AGCC). Estos AGCC, así como otros compuestos producidos por el microbioma, ayudan a reducir la inflamación reparando la pared intestinal, combatiendo contra bacterias y virus invasores e inflamatorios, produciendo vitaminas e interactuando con diversas células inmunitarias. Se ha demostrado que un AGCC en concreto, el butirato, reduce la inflamación, mejora la señalización de la insulina, favorece la descomposición de las células grasas (básicamente nos ayuda a convertir la grasa corporal en energía) y reduce el riesgo de obesidad.

Así que el intestino está poblado por billones de pequeños bomberos que trabajan para mantener la inflamación bajo control y la barriga a raya.

Pero entre los valientes héroes de nuestro estómago se esconden algunos pirómanos. Y cuando no tratamos bien a nuestro microbioma, los alimentamos. Cuando los bichitos saludables no tienen suficiente fibra que masticar, no pueden crear tantos AGCC antiinflamatorios, lo que deja más espacio para que crezcan microbios nocivos para la salud.

Algunos de estos microorganismos nocivos crean compuestos inflamatorios que socavan el buen funcionamiento de nuestros bichitos benignos. Cuando estos agentes del caos empiezan a tomar el control, le indican a nuestro sistema inmunitario que se acelere innecesariamente. La pared del intestino empieza a irritarse y los compuestos creados por los microbios comienzan a salir del intestino grueso y a entrar en el torrente sanguíneo. Al sentir esta invasión, el cuerpo genera nuevas citocinas para atacar a estos compuestos, lo que da inicio a un ciclo inflamatorio. Mientras tanto, las células inmunitarias del revestimiento del intestino entran en contacto con las bacterias invasoras y abren otro frente en la guerra, de modo que la inflamación aumenta todavía más. Las bacterias intestinales nocivas pueden incluso alterar la forma en que extraemos energía de los alimentos y consiguen que los alimentos que comemos sean más calóricos.

A medida que el fuego crece, puede empezar a poner en peligro incluso a los bomberos en los que confiamos. La inflamación afecta al pH, la disponibilidad de nutrientes y los niveles de oxígeno en el intestino, lo que acaba con los microorganismos útiles que quieren ayudarnos a apagar el fuego y da más aire a los pirómanos que están causando el daño.

Y aquí es donde nuestros valientes bichitos necesitan nuestra ayuda. Cuanto más variado sea nuestro microbioma, con más eficacia nos ayudará a combatir la inflamación. Y el factor que más contribuye a la diversidad intestinal es la dieta; alrededor del 57 % de las variaciones del microbioma están determinadas por lo que comemos. Si los alimentamos y los cuidamos, nuestros amigos microbianos pueden superar estos problemas y ayudarnos a superar los nuestros. En el próximo capítulo te mostraré cómo empezar.

Carta abierta de tu microbioma

Echa un vistazo en cualquier supermercado, farmacia o tienda de vitaminas y verás que no faltan dependientes dispuestos a venderte algo saludable para tu microbioma. Pero ¿alguno de los muchísimos productos que se comercializan como «probióticos» sirve de algo? Decidimos ir directos a la fuente. Les preguntamos a tus bichitos qué es lo que realmente los hace felices y nos respondieron con una sola voz. (Vale, con cien billones de vocecitas). Aquí tienes sus consejos.

Querido anfitrión humano:

¡Saludos desde tu intestino ciego!
¿No sabías que tienes un intestino ciego? Lo tienes. Es el pequeño bolsillo en la entrada al intestino grueso, donde reside la gran mayoría de nosotros. En tu estómago crecen levaduras, lactobacilos y estreptococos, por supuesto, y también algunas otras cepas de bacterias en el intestino delgado, pero la verdadera fiesta está aquí, en el intestino ciego. Es como la Ibiza de tus intestinos.

En cualquier caso, nos dirigimos a ti para darte las gracias por interesarte tanto por nosotros, pero también para darte algunos consejos sobre qué productos son «buenos para ti», los que nos hacen felices, los que no nos gustan y los que nos dan un poco igual. Veamos qué productos merece la pena comprar y cuáles deberías dejar de lado.

BUENO PARA EL ESTÓMAGO: Yogur natural y kéfir. *El yogur y el kéfir son fermentados, lo que significa que son ricos en probióticos como el* S. thermophilus *y el* B. lactis. *Y nos gustan estos tipos. De hecho, un estudio de 2022 publicado en* BMC Microbiology *descubrió que consumir yogur «se correlaciona* con la reducción de la masa grasa visceral y con cambios en el microbioma intestinal». Por cierto, el yogur griego tiene más proteínas que el yogur normal, y por lo tanto ayuda a quemar más grasa y a conservar la masa muscular.

MALO PARA EL ESTÓMAGO: Yogures de sabores, yogures con «fruta en el fondo» y yogures bebibles. Cuando añades azúcar a un yogur o a una bebida de yogur, se acabaron las ventajas. Los azúcares alimentan a las bacterias malas, los matones que quieren colonizar tu intestino y quedárselo para ellos. Por ejemplo, el yogur griego natural bajo en grasa tiene 4 gramos de azúcar por $^3/_4$ de taza, el azúcar natural que se encuentra en los lácteos. Pero un yogur griego bajo en grasa con maracuyá tiene 14 gramos de azúcar. Fíjate en los ingredientes. El azúcar de caña es el tercero de la lista, junto con la goma de algarrobo. Bueno, ¿a quién no le gusta una buena algarroba? Pero los azúcares añadidos y los conservantes hacen más mal que bien al yogur.

BUENO PARA EL ESTÓMAGO: Chucrut fresco y kimchi. En un estudio reciente, investigadores de Standford sometieron a dos grupos a dietas especiales. Uno comía mucha fibra y el otro básicamente alimentos fermentados, como el kimchi. Los investigadores descubrieron que comer alimentos fermentados «aumenta la diversidad de microbios intestinales y reduce los signos moleculares de inflamación» incluso más que una dieta rica en fibra. Busca pequeñas burbujas en el líquido, que indican fermentación, y las palabras «lactofermentado» y «no pasteurizado».

NI FU NI FA: Chucrut y kimchi no perecederos. Aquí está la cosa. Los alimentos fermentados que nos gustan son los que deben conservarse en frío. Así que, si los que compras están en *la nevera, probablemente estén en buena forma. Pero los alimentos que encuentras en los estantes y puedes guardar en la despensa antes de abrirlos son pasteurizados, lo que significa que se han eliminado todas las bacterias, tanto las nocivas como las saludables. ¡Una masacre microbiana! Aun así, nos gustan la fibra y otros nutrientes de este tipo de alimentos pasteurizados, pero tienes mejores opciones.*

MALO PARA EL ESTÓMAGO: Té de kombucha. *Es burbujeante, está de moda y tiene un poquito de alcohol, así que es travieso, pero, a pesar de sus probióticos, tiene un problema: está cargado de azúcar, a menudo hasta 14 gramos de azúcar añadido por taza (lo que equivale aproximadamente a un donut y medio glaseado o a más de un tercio del azúcar total añadido que la Asociación Estadounidense del Corazón dice que debemos consumir por día). Por muchos que sean los probióticos, no compensan acompañados de la caña de azúcar.*

MALO PARA EL ESTÓMAGO: Suplementos probióticos. Las pastillas probióticas pueden ser problemáticas y no son especialmente potentes por tres razones.

No están regulados. Las etiquetas de los suplementos suelen indicar unidades formadoras de colonias (UFC), una medida de masa microbiana, pero las UFC pueden no ser exactas (los suplementos no están regulados como los medicamentos). O podrían indicar la masa total de probióticos vivos y muertos, y solo los vivos funcionan. Tras haber pasado un tiempo en el estante de la farmacia y otra temporada en tu despensa, no se sabe si los UFC habrán muerto antes de que los consumas.

Tu estómago es como un lago de fuego; en él casi nada sobrevive. Así que, desnudas y sin la protección de los alimentos, la mayoría de las especies bacterianas que logren llegar vivas a tu estómago se destruirán rápidamente. Y recuerda que

*lo que quieres es que esas bacterias atraviesen el estóma-
go y el intestino delgado, y lleguen al colon, donde se
celebra la fiesta.*

*Las pastillas de probióticos no aportan variedad. In-
cluso el mejor suplemento, con UFC fuertes y un revestimiento entérico que las ayude a sobrevivir al ácido del
estómago, solo incluye una pequeña gama de microbios.
Por lo tanto, aunque lleguen vivos y coleando hasta el intestino ciego, es probable que no contribuyan a aumentar la variedad de microbios en el intestino. En un estudio
reciente se analizó a personas que tomaban antibióticos;
el microbioma de las del grupo de control, que solo tomó
antibióticos, volvía a la normalidad en tres semanas, pero
el de las que tomaron probióticos además de antibióticos
aún no había vuelto a la normalidad cinco meses después
y mostraba menos diversidad microbiana.*

*En resumidas cuentas, tienes cien billones de fans
apoyándote, pero no podemos mantenerte sano si tú
no nos mantienes sanos a nosotros. Más fibra, más alimentos fermentados, menos azúcar y menos sustancias
químicas raras, por favor. Recuerda que estamos juntos
en esto.*

Nuestros mejores deseos,

Tus bichitos del estómago

Apartado especial extradelicioso

Los cinco bomberos

¿Existe un día «perfecto» a nivel de comidas? ¿Una pauta que alimente el microbioma y reduzca los niveles de inflamación de forma tan eficaz que no podría mejorarse? Seguramente no, pero la siguiente estará cerca. Estas cinco recetas (un batido para desayunar, un sándwich para comer, una pizza para merendar, un plato de pasta para cenar y un postre) te proporcionarán entre treinta y cuarenta plantas diferentes en un solo día, así como las dosis óptimas de proteínas y calcio que necesitarás para mantener tus músculos y tus huesos fuertes.

¿Deberías comer este menú todos los días? ¡De ninguna manera! Porque cada comida debería ser una divertida búsqueda de frutas, verduras, frutos secos, semillas y cereales diversos que añadir a tus comidas. Pero este menú te muestra lo sencillo que es llegar a las treinta plantas… y más.

Desayuno
Batido de proteínas Kale al jefe (receta, p. 83).
Una bebida matutina que se prepara en segundos y repleta de proteínas y
fibra.
Plantas energéticas: kale, perejil, avena, semillas de lino, dátiles y semillas
de chía.

Comida
Bocadillo de bistec con alioli (receta, p. 239).
Prepara un bocadillo integral con las proteínas que te han sobrado y toneladas de verduras salteadas. ¡Así de sencillo!
Plantas energéticas: pan multicereales (integral y otros), champiñón portobello, pimiento rojo, cebolla morada, hojas de mézclum (pueden incluir espinacas, lechuga de hoja verde, lechuga romana, hojas de mostaza, etc.), aceitunas de Kalamata y eneldo.

Merienda

Pizza perfecta (receta, p. 242).

Un placer para todo el mundo que puedes preparar en un momento con masa comprada (o sigue la receta si quieres hacerla desde cero).

Plantas energéticas: tomates San Marzano, albahaca, orégano, higos y rúcula.

Cena

Pasta totalmente tubular con pollo a la plancha (receta, p. 241).

Una pasta sencilla repleta de verduras y pollo a la parrilla.

Plantas energéticas: cebolla vidalia, ajo, berenjena, calabacín, setas shiitake, chile ojo de pájaro tailandés, romero y cebollino.

Postre

Rica ricotta con frutas del bosque (receta, p. 265).

Sabe a helado, pero tiene el poder reconstituyente de una bebida proteica.

Plantas energéticas: fresas, arándanos, cerezas, melocotones y menta.

2

El Plan Integral Antigrasa
en tres sencillos pasos

Entender las plantas energéticas, las proteínas
energéticas y las grasas energéticas, y el papel que
cada una de ellas desempeña en nuestra salud.
Además, por qué los «superalimentos»
son en realidad criptonita.

Estados Unidos tiene un problema de diversidad.

No está en nuestro magnífico crisol de culturas ni en la hermosa variedad de personas que forman nuestra nación. El problema de diversidad al que se enfrenta Estados Unidos se encuentra en lo más profundo de nosotros mismos como individuos. Es la falta de variedad en nuestras dietas y en nuestros microbiomas.

Y ayuda a explicar por qué en muchos sentidos el problema de obesidad al que se enfrenta Estados Unidos es único: según un estudio de *BMJ*, casi el 60 % de las calorías diarias que consumimos proceden de alimentos ultraprocesados. (Según un metaanálisis de cien estudios de todo el mundo, el único otro país que obtiene más del 50 % es el Reino Unido). A modo de comparación, los italianos consumen menos del 10 % de sus calorías diarias de estos productos. Y recuerda que cuantos más alimentos ultraprocesados comemos, más calorías absorbemos nosotros y menos nuestro microbioma.

Consideremos ahora que más del 36 % de la población estadounidense es obesa, la cifra más alta del mundo entre los principales países. En Italia, esa cifra es inferior al 20 %. En China, el 6 %. Es la singularidad de la dieta estadounidense lo que está causando tantos estragos en nuestro microbioma y dañando la capacidad natural de nuestros bichitos para combatir la inflamación y mantener a raya la obesidad. En este capítulo iniciaremos el proceso de ir en su ayuda para que ellos puedan venir en la nuestra.

El problema de los procesados

¿Qué son los «alimentos ultraprocesados»? Los alimentos ultraprocesados contienen cosas que no consideramos alimentos (conservantes y colorantes artificiales, grasas hidrogenadas, emulsionantes, celulosa) o cosas que antes eran alimentos, pero que se han alterado y se han extraído de ellos, como azúcares añadidos, almidones extraños y grasas que proceden de lugares de los que no creemos que deba proceder la grasa (como el maíz, las palmeras y la colza). Básicamente, todo alimento que tenga un ingrediente del que no puedas hacerte una imagen mental (¿cómo es la goma xantana?) es un alimento ultraprocesado. Y en la mayoría de los casos a los alimentos ultraprocesados se les han extraído las fibras vegetales y los fitonutrientes. Se han hecho a medida.

Todos sabemos lo adictivos que son los alimentos ultraprocesados, por supuesto. El eslogan «¿A que no puedes comer solo uno?» no es fortuito. Estos alimentos están diseñados para que nos resulte difícil comer con moderación. Y como las galletas saladas, los dulces, las patatas fritas, la comida rápida y los cereales azucarados para el desayuno tienen muchas calorías, acabamos comiendo en exceso sin darnos cuenta. Los alimentos ultraprocesados suelen ser bajos en fibra y proteínas, de modo que después de comerlos no nos sentimos satisfechos, y algunos contienen aditivos que pueden interferir con nuestras hormonas o activar el centro de recompensa de nuestro cerebro, lo que dificulta dejar de comer en cuanto empezamos. Pero estos tentempiés furtivos tienen otro efecto secundario grave: se les da muy bien crear inflamación. Un estudio de 2022 descubrió que cuantos más alimentos ultraprocesados se consumían, mayores eran los niveles en sangre de compuestos inflamatorios, como la proteína C reactiva y el factor de necrosis tumoral alfa.

¿Cómo consiguen estos alimentos que se disparen nuestros niveles de inflamación? Una forma es alterando nuestro microbioma. Se ha demostrado que algunos aditivos alimentarios, como los emulsionantes (lecitina, polisorbatos, carragenina, goma guar, monoglicéridos y diglicéridos), alteran directamente el microbioma intestinal, al igual que el azúcar y los edulcorantes artificiales (véase Dulce y rastrero, p. 75). Otra forma es inundándonos el cuerpo de azúcar y aportando muy poca fibra, lo que provoca una carrera por almacenar calorías en los tejidos grasos. La tercera forma es ocupando un espacio en el estómago que debería estar cubierto por una amplia y diversa gama de alimentos integrales, en especial plantas. Y la cuarta forma es que, como se absorben en la parte alta del tracto digestivo, acaban privando a nuestros microbios de la energía que necesitan y nos introducen todas esas calorías vacías en el cuerpo.

Todo esto nos provoca una crisis en la barriga. El Plan Integral Antigrasa te ayudará. Para seguirlo solo tienes que responder a estas tres preguntas:

¿Dónde están mis plantas energéticas?

¿Dónde están mis proteínas energéticas?

¿Dónde están mis grasas energéticas?

Todo plato debería estar compuesto por unas tres cuartas partes de plantas energéticas y una cuarta parte de proteínas energéticas. La mayoría de esas plantas energéticas deben ser frutas, verduras, frutos secos y semillas, acompañadas de una menor cantidad de cereales integrales y legumbres. Las grasas energéticas son el toque final, como verás a continuación.

A continuación, te cuento cómo funcionan los componentes y cómo preparar, comprar o pedir la comida perfecta para ti.

Plantas energéticas para tener el vientre plano

Lo básico: Toda comida debe tener al menos dos plantas energéticas diferentes. Intenta comer treinta plantas energéticas diferentes cada semana.

¿Qué hace que un alimento vegetal sea una planta energética? Es bastante sencillo.

Es una planta real, o al menos la raíz, el tallo, la hoja, el fruto o la semilla de una planta. Una planta que crece en la tierra.

Aunque cada vez sabemos más sobre el valor de los alimentos integrales, como sociedad parecemos decididos a encontrar formas de evitar comerlos. Fascinados por la tecnología y el deseo de comodidad, llevamos cien años esforzándonos por convertir nuestro mundo en algo parecido a un capítulo de *Los Supersónicos*. Todos queremos volver a casa después de un largo día de trabajo en Spacely Sprockets, aparcar el coche volador, darle el abrigo a Robotina y disfrutar de una deliciosa comida preparada automáticamente en la cocina.

Aunque todavía no tenemos coches voladores ni criadas robots, ya podemos preparar casi cualquier comida pulsando un botón. Y no me refiero solo al microondas. Ahora se imprimen en 3D aderezos para postres, como los adornos comestibles para pasteles de boda o la pizza impresa, e incluso hay una máquina llamada PancakeBot que crea automáticamente tortitas de todas las formas imaginables.

Pero nuestra carrera por crear cosas nuevas que llevarnos a la boca nos aleja cada vez más de lo que conocemos como alimentos, por más que los fabricantes quieran hacernos creer lo contrario. Un buen ejemplo es el auge de los «suplementos alimenticios integrales». Productos como Balance of Nature Fruits & Veggies aseguran aportar la nutrición de decenas de plantas diferentes en la comodidad de una pastilla, mientras que polvos como AG1 son una mezcla de «superalimentos» condensados en un polvo que puede disolverse en agua. «Es todo lo que necesitas», dice la publicidad de AG1.

Pues no, la verdad es que no. Aunque estos productos pueden aportar vitaminas, minerales y fitonutrientes, lo que no son capaces de aportar son las fibras vegetales únicas, tan importantes para el microbioma. AG1 afirma que ofrece doce raciones de fruta y verdura en un vaso, pero ese vaso te proporcionará solo 2 gramos de fibra, aproximadamente la mitad de la que obtendrías si te comieras una manzana.

Así que cómete la manzana. Las pastillas y los polvos no cuentan. (Encontrarás más información sobre por qué en el capítulo 7: ¡Deja esas malditas pastillas de vitaminas ahora mismo!).

Los zumos de frutas y verduras, incluso los que se exprimen en casa o se compran recién exprimidos, tampoco cuentan, por la misma razón. Al exprimir las plantas para extraerles el zumo, se les quita la fibra que el microbioma necesita. (Y la «pulpa» de fruta solo puede compensar una pequeña diferencia). Una taza de zumo de naranja recién exprimido tiene menos de ½ gramo de fibra, mientras que una taza de gajos de naranja enteros te proporciona siete veces más.

Aquí tienes las reglas generales para las plantas energéticas:

- Toda planta debe ser entera, o su parte comestible, con su fibra y sus nutrientes intactos. Eso significa que los Doritos no cuentan como maíz, la masa madre no cuenta como trigo y el arroz blanco no cuenta como arroz. Pero las palomitas de maíz sí cuentan, al igual que el pan y el arroz integrales. Frutas, raíces, frutos secos, semillas, flores, hojas, tallos... Estas son las características distintivas de las plantas energéticas.

- Las frutas y verduras batidas en una licuadora o un robot de cocina también cuentan, siempre y cuando te comas la planta entera. Pero los zumos no cuentan, ya que se ha eliminado la fibra casi por completo.

- Las «leches» vegetales no cuentan. La leche de almendras equivale nutricionalmente al agua, excepto en los casos en que se ha enriquecido.

- Las hierbas y especias no cuentan, a menos que comas la cantidad equivalente a un ingrediente de la ensalada, es decir, al menos un octavo de taza de ramitas frescas. Así que un pesto de perejil o de albahaca sería una planta energética, y algunas de las recetas de batidos y ensaladas que verás en este libro incluyen hierbas entre las plantas energéticas porque incorporo al menos un octavo de taza en cada receta. Pero espolvorear un poco de albahaca seca en la tortilla no es suficiente.

- Verde ácida, fuji, roja..., cada variedad cuenta como una planta energética. Sí, todas son manzanas, pero «aunque comparten un ancestro común, su composición fitoquímica es diferente», me dijo hace poco el doctor Jim Germida, profesor emérito del Departamento de Ciencias del Suelo de la Universidad de Saskatchewan, Canadá. De hecho, Germida dice que cada planta tiene su propio microbioma, que vive tanto de ellas como dentro de ellas. Lo mismo ocurre con las diferentes variedades de uva. En cuanto a los pimientos, los rojos y los verdes son la misma planta (los rojos acaban de madurar, y por lo tanto son más nutritivos), pero los jalapeños, los pimientos cera de plátano, los shishito y los cherry cuentan como plantas distintas. Y a los que les interese la biología vegetal sabrán que el brócoli, la coliflor, el colinabo, la col, la kale y las coles de Bruselas descienden de la misma planta, la mostaza silvestre, pero cada una cuenta como una planta energética independiente.

Proteínas energéticas para tener el cuerpo delgado y fuerte

Lo básico: Toda comida debe tener entre 25 y 30 gramos de proteínas. Prioriza las proteínas por la mañana.

Imagínate un plato de espaguetis con albóndigas. Deja el parmesano de momento.

Digamos, por poner un ejemplo, que en ese plato hay unas 600 calorías de proteínas (sobre todo de las albóndigas, aunque la pasta también tiene algunas) y otras 600 calorías de la pasta y la salsa. En total, 1.200 calorías. (Es un plato grande).

Se podría pensar que comer esas 1.200 calorías de espaguetis con albóndigas significaría añadir 1.200 calorías al cómputo diario, pero aquí es donde la idea de seguir una dieta basada en reducir calorías empieza a desmoronarse.

Cuando comes hidratos de carbono, entre el 5 y el 10 % de tu ingesta total de calorías se quema por el llamado «efecto térmico de los alimentos» (TEF, según sus siglas en inglés). El TEF mide el aumento de la quema de calorías dentro del cuerpo causada por el esfuerzo que se necesita para digerir ese alimento. Así, cuando comes 600 calorías de hidratos de carbono, en realidad solo ingieres entre 540 y 570 calorías.

Pero ¿qué sucede con las albóndigas? Por increíble que parezca, el TEF de las proteínas se sitúa entre el 20 y el 30 %, es decir, entre tres y cuatro veces más. Así que tus 600 calorías de albóndigas se traducen en solo entre 400 y 480 calorías. Cuanto mayor sea el porcentaje de proteínas en el plato, menor será el total de calorías.

Y mayores serán las posibilidades de conseguir más masa muscular magra y menos grasa. Como leerás en los próximos capítulos, a partir de los treinta años empezamos a perder la capacidad de convertir las proteínas en músculo, y el problema se acelera con la edad. Cuando envejecemos, necesitamos consumir mayores dosis de proteínas. Dependiendo del tamaño del cuerpo, se necesitan entre 25 y 30 gramos de proteína en una comida para activar los procesos que nos ayudan a desarrollar y mantener los músculos. Por eso es importante que toda comida contenga la cantidad adecuada de proteínas para que podamos seguir desarrollando y manteniendo los músculos durante todo el día.

La comida más importante es el desayuno. Es el momento en que el ciudadano medio se despierta después de diez horas o más sin comer y desayuna una media de solo 10 gramos de proteínas, que no son suficientes para poner en marcha el proceso de creación de músculos. Las proteínas en el desayuno son decisivas para los músculos.

Si las proteínas son tan buenas, ¿no deberíamos todos seguir una dieta rica en proteínas?

Pues no. Aunque es fundamental consumir una cantidad adecuada de proteínas durante el día, en este caso más no significa mejor, porque un estudio tras otro han demostrado que, aunque las dietas ricas en proteínas aumentan la cantidad de microbios en los intestinos, tienen un efecto general negativo sobre la diversidad microbiana. Y la diversidad es lo que buscamos.

La clave es la moderación. La mayoría de nosotros comemos alrededor del doble de las proteínas que necesitamos en la cena, una media de 60 gramos por noche. Lo que debemos hacer es repartir las proteínas a lo largo del día, una técnica conocida como «sincronización de proteínas». Y es aquí también donde la idea de diversidad sigue siendo importante.

Los distintos tipos de proteínas, incluso cuando proceden del mismo animal, afectan al microbioma de maneras diferentes. Los intestinos no responden igual a la proteína del huevo que a la proteína del pollo, ni a los lácteos que a la carne de ternera. Y en estudios con animales, los ratones alimentados con una mezcla de fuentes de proteínas mostraron microbiomas más diversos que los que solo consumieron proteínas a base de caseína. Pero, aunque la mezcla de diferentes proteínas (incluidos lácteos, carnes rojas, aves, pescado y proteínas de origen vegetal) probablemente sea lo mejor, se ha demostrado que hay un tipo de carne que es muy muy mala para el microbioma: la carne procesada. Salchichas, beicon y embutidos. Si quieres que tu microbioma sea tu amigo, no deberías comerlos. De hecho, un estudio de más de 490.000 personas publicado en el *American Journal of Clinical Nutrition* descubrió que por cada onza de carne procesada en la dieta diaria, el riesgo de enfermedad de Alzheimer aumenta en un 52 %. La razón: la carne procesada daña el microbioma y aumenta los niveles de inflamación. (Curiosamente, en el mismo estudio, mientras que la carne de ave fresca no tuvo ningún efecto sobre el riesgo de demencia, se demostró que la carne roja no procesada —ternera, cordero y cerdo— reduce el riesgo de demencia. De modo que hamburguesa sí, pero perrito caliente no).

Grasas energéticas para una supernutrición

Lo básico: Toda comida debe contener al menos una fuente de grasa saludable y nutricionalmente densa, que podría incluir lácteos, ácidos grasos omega-3 de mariscos u otras grasas monoinsaturadas de frutos secos, semillas, aceitunas o aguacate.

Si prestas atención a las tendencias dietéticas, sabrás que en los últimos años las dietas cetogénicas han sido muy populares. Las dietas cetogénicas son muy bajas en hidratos de carbono, moderadas en proteínas y muy alta en grasas. La idea es evitar que el cuerpo utilice la glucosa (que produce a partir de hidratos de carbono) como energía, y en su lugar queme grasa, estado metabólico al que llamamos «cetosis». (Como el cuerpo puede convertir las proteínas en glucosa, las dietas cetogénicas limitan incluso las proteínas que desarrollan los músculos). Los supermercados y farmacias están llenos de tentempiés «cetos» y de «bombas de grasa» diseñadas para inundar el cuerpo de grasa, lo que elimina el hambre y evita que se coman hidratos de carbono.

¿Las «bombas de grasa» son buenas para el microbioma? No.

Un estudio realizó un seguimiento a 217 personas durante seis meses y descubrió que las que consumían una dieta con un 40 % de grasa propiciaban cambios poco saludables para la salud en el microbioma, mientras que las dietas por debajo de ese umbral parecían crear un entorno más saludable. (En las dietas cetogénicas estrictas más del 50 % de las calorías suele proceder de grasas, y el porcentaje puede ser aún mayor).

¿Y qué decir de las dietas bajas en grasas, la moda de los años noventa? De nuevo, no. La grasa con moderación es buena para el microbioma y para el cuerpo en general. La grasa es fundamental para el funcionamiento del cerebro, que está compuesto casi en un 60 % de grasa. Las grasas son fundamentales para ayudar al cuerpo a digerir y procesar los nutrientes de los alimentos, en especial las vitaminas liposolubles A, D, E y K. Las grasas monoinsaturadas, como las semillas, los frutos secos, las aceitunas y el aguacate (y sus productos para untar y aceites), y los ácidos grasos omega-3, que se encuentran en el marisco, así como en las semillas de chía y de lino, ayudan en concreto a reducir la inflamación. Y dado que la inflamación es la principal responsable de los problemas del organismo, es lógico que se haya demostrado que estas grasas también reducen el riesgo de sufrir enfermedades cardiacas, diabetes, demencia y una amplia gama de otros problemas de salud.

Pero no hay por qué limitarse a estas opciones vegetales. Una reciente revisión de estudios ha descubierto que cambiar la grasa de la dieta apenas tiene un impacto significativo en el microbioma. Aunque hay indicios de que una dieta rica en grasas saturadas (que suelen encontrarse en productos animales) puede tener algún efecto negativo en la diversidad del microbioma, los resultados no han sido concluyentes.

De hecho, la idea de que uno o más tipos de grasas sean la panacea (por ejemplo, las grasas monoinsaturadas u omega-3) o muy malas (las grasas saturadas) ha quedado bastante desacreditada. Aunque se creía que algunas grasas eran malas para el corazón y otras buenas, una revisión de estudios publicada en la revista *Nutrients* en 2021 descubrió que el «efecto matriz» (es decir, el contenido general de la dieta) parece ser el principal determinante de la relación entre la grasa alimentaria, la inflamación y las enfermedades cardiovasculares. En otras palabras, no tenemos que preocuparnos tanto por la grasa como nos han dicho, siempre y cuando llevemos una dieta equilibrada llena de alimentos saludables que proporcionen una amplia gama de nutrientes.

Así que la fuente de grasa ideal es la que aporta la mayor cantidad de nutrientes. Los aceites vegetales (aceite de colza, de maíz, de palma y de soja) son grasas muy procesadas y condensadas, de modo que son bajas en nutrientes. El procesamiento hace que tengan un nivel demasiado elevado de ácido linoleico, que se ha relacionado con el aumento de la inflamación. (Como estos aceites son baratos, son los que suelen utilizar los restaurantes para freír. El resultado es que el ciudadano medio consume 3 cucharadas de aceite vegetal al día, en su mayor parte procedente de comida rápida y alimentos procesados).

Las grasas más próximas a la fuente de la que proceden (las grasas lácteas, por ejemplo, las grasas que se encuentran de forma natural en el pescado y la carne, y las que se extraen de frutos secos, semillas y frutas, como las aceitunas y los aguacates) tienen una carga nutricional mucho mayor. Las grasas animales aportan aminoácidos fundamentales y, en el caso de los lácteos, calcio, que fortalece los huesos. Los frutos secos y las semillas aportan una amplia gama de vitaminas y minerales, en especial vitamina E. El aceite de oliva es rico en dos fitoquímicos únicos (hidroxitirosol y oleocantal) con propiedades antiinflamatorias. (Cuando pruebas un aceite de oliva virgen extra y sientes ese ligero ardor en la parte posterior de la garganta, estás probando el oleocantal; cuanto más puro sea el aceite de oliva, más ardor sentirás y de más fitoquímicos protectores estarás disfrutando).

Todas las comidas del Plan Integral Antigrasa deben incluir al menos una de estas grasas saludables. Y las plantas grasas, como los frutos secos, las semillas y sus mantequillas, así como las aceitunas y los aguacates, cuentan para el total de plantas energéticas, por supuesto. Pero los aceites no. Aunque los aceites de aguacate y de oliva, en especial el aceite de oliva virgen extra, se correlacionan con menor inflamación y tienen efectos positivos para la salud, para que un alimento cuente como planta energética debe comerse entera, el fruto, la semilla, la raíz o la flor, es decir, el contenido único de fibra de esa planta. Así que en adelante piensa en prepararte una tapenade o un guacamole.

¿Puede este postre salvarte la vida?

Reducir el consumo de azúcar (en especial durante el Reto de los 7 días, del que hablaremos en el próximo capítulo) no es solo parte de este programa. Es parte de casi todos los programas de alimentación saludable que se han desarrollado.

Aun así, a la lengua le encanta el dulce. Evolucionamos en una época de recursos limitados, compitiendo por calorías y nutrientes con osos, monos, mapaches y otros mamíferos, así como con casi todas las demás criaturas que caminaban, se arrastraban o volaban sobre la tierra, de modo que era lógico que también evolucionáramos para que nos gustaran los dulces. Los azúcares naturales de las frutas las convertían en especialmente sabrosas, y las frutas están cargadas de nutrientes que nuestro cuerpo necesita. Una tribu primitiva que se encontraba con un árbol repleto de dátiles o higos los recogía y se comía todos los que podía, porque, si no se atiborraba, otro animal (o tribu) se los llevaría.

Hoy en día no tenemos que atravesar el desierto en busca de dátiles e higos para satisfacer nuestro gusto por los dulces. Nos basta con ir al supermercado. O la gasolinera. O al cine. O la ferretería, a la tienda de material de oficina, a la farmacia... Donde se te ocurra. Prácticamente en todo lugar donde el dinero cambia de manos, un vendedor astuto ha colocado dulces en venta cerca de la caja registradora para atraernos gracias al instinto de supervivencia que desarrollamos hace milenios.

Y los dulces no son buenos para nosotros. Excepto quizá...

El helado.

Gran cantidad de estudios han demostrado que las personas que consumen más lácteos, en especial yogur, tienen menos riesgo de desarrollar diabetes. Pero entre esos datos hubo otro hallazgo sorprendente. Esos mismos estudios descubrieron que los hombres que consumían al menos dos raciones de media taza de helado por semana también tenían un menor riesgo de diabetes. Y un estudio de Harvard de 2018 descubrió que, entre los diabéticos, media taza de helado al día se correlacionaba con un menor riesgo de enfermedad cardiovascular.

¿Qué sucede aquí?

En primer lugar, están los beneficios de los lácteos, sobre los que leerás a lo largo de este libro. Están llenos de proteínas, en especial el aminoácido leucina, que ayuda a desarrollar y mantener los músculos. También aporta calcio, vital para regular la tensión arterial y preservar la salud de los huesos. Así pues, un poco de helado es muy saludable.

En segundo lugar está el hecho de que, si estás comiendo helado, probablemente no estés comiendo otro postre, como galletas, caramelos, pasteles, bollería y otros alimentos que aportan azúcar, pero no proteínas ni otros nutrientes. De hecho, el índice glucémico (una medida de cuánto eleva un alimento los niveles de azúcar en sangre) del helado es más bajo que el de muchos hidratos de carbono saludables, como el arroz integral.

El postre no es un requisito de este programa, y el azúcar es un mal que debes evitar en la medida de lo posible (y renunciar por completo a él durante el Reto de los 7 días), pero si te apetece algo dulce por la noche, te recomiendo encarecidamente que satisfagas tu capricho con un poco de helado. Y así de paso haces un bien a tu salud.

La muerte de los superalimentos

A lo largo de este libro hablo mucho sobre diversidad vegetal y dietética. De lo que no hablo es de lo que obsesiona a las grandes campañas publicitarias sobre nutrición: los superalimentos.

Para entender el concepto de superalimentos hagamos un viaje en el tiempo al hogar de tu infancia. Recuerda las imágenes, los sonidos y los olores de la casa de tus padres a la hora de cenar. Quizá tu padre está en el patio trasero, espátula en mano, con llamas amarillas chisporroteando en la parrilla, dando los toques finales a un trozo de seitán para servirlo con una ensalada especial de kale, quinoa y bayas de goji. Tu madre tal vez esté en la cocina preparando uno de sus deliciosos púdines de semillas de chía, acai y espirulina. ¿Aún recuerdas el olor a aceite de coco flotando en la cocina de tu familia?

¿No? ¿No, no y no?

Hoy en día, ninguna despensa moderna o barra de batidos y ensaladas de moda estaría completa sin la mayoría, si no todos, de estos «superalimentos», junto con matcha en polvo, semillas de cáñamo, kamut, fenogreco, cúrcuma, ortigas y tal vez un par de brotes de judía mungo. De hecho, se prevé que para 2030 el «mercado mundial de superalimentos» alcance los 246.200 millones de dólares.

Eso son muchos brotes de judías mungo.

Sin embargo, hace treinta años conocíamos pocos o ninguno de estos alimentos. ¿De dónde han salido? ¿Por qué nuestros supermercados están ahora llenos de plantas y productos que suenan más a personajes secundarios de los Vengadores que a algo que nos apetezca llevarnos a la boca? Estos alimentos exóticos se unen a una colección más reconocible de cosas que solíamos comer de vez en cuando, pero que ahora han elevado a la categoría de superhéroes: arándanos, salmón, yogur griego, aguacates, nueces y aceite de oliva. De hecho, si lees prácticamente cualquier libro de dietas o plan de nutrición escrito en los últimos veinte años, es probable que al principio te encuentres con una tabla de «superalimentos» seleccionados como las «armas secretas» para «potenciar» tu dieta.

¿Qué hace que un alimento en concreto sea elevado al estrellato del Universo Marvel, además de ser exótico, caro y de sabor extraño? Una forma de que los alimentos obtengan el estatus de superhéroe es la puntuación ORAC. Los Institutos Nacionales de Salud clasifican los alimentos según esta puntuación (ORAC son las siglas en inglés de Capacidad de Absorción de Radicales de Oxígeno, que de nuevo suena como algo que Iron Man utiliza para reforzar su traje). Cuanto mayor sea la puntuación ORAC de un alimento, más antioxidantes contiene: las ciruelas pasas, las uvas pasas, los arándanos, las moras, la kale, las espinacas y las frambuesas encabezan la lista del Departamento de Agricultura de Estados Unidos.

«Superalimentos» típicos.

Si te has preocupado por tu salud en los últimos cuarenta años, pero sobre todo en la década de 1990, es probable que oyeras hablar muchísimo de que los radicales libres (moléculas de oxígeno rebeldes) provocaban envejecimiento, y de que los antioxidantes (en concreto las vitaminas C, A, y E) eran la clave para vencer el paso del tiempo. Es posible que incluso tomaras dosis diarias. Era lo que se conocía como «la teoría del envejecimiento de los radicales libres», y se planteó por primera vez en 1956.

¿Te has dado cuenta de que últimamente ya no oyes hablar de los radicales libres? Es porque la realidad de los radicales libres ha resultado ser mucho más complicada de lo que nos habían contado. Un metaanálisis de más de quinientos estudios descubrió que, aunque unos niveles elevados de estas moléculas pueden ser perjudiciales, unos niveles más moderados sí retrasan el envejecimiento y nos protegen contra las enfermedades.

Pero a medida que la idea de los antioxidantes y la importancia de las puntuaciones ORAC se han ido desvaneciendo, muchos otros alimentos se han considerado «superalimentos», incluso por parte de organizaciones prestigiosas. El boletín *Health Essentials* de la Cleveland Clinic enumera catorce superalimentos: aguacate, frutas del bosque, remolacha, semillas de chía, canela, verduras de hoja verde, ajo, jengibre, té verde, lentejas, calabaza, salmón, yogur y kéfir. El *Harvard Health Blog*, por otro lado, tiene diez; como la Cleveland Clinic, incluyen frutas del bosque, pescado, verduras de hoja verde, yogur y legumbres (incluidas las lentejas), pero además tienen tomates, verduras crucíferas, cereales integrales, aceite de oliva y frutos secos. El sitio web de bienestar Everyday Health nombra la granada, los cítricos, el kimchi y los «cereales antiguos».

El problema de la idea de «superalimentos» es que nos lleva a creer que si comemos muchos arándanos silvestres, teff orgánico o batidos de espirulina estaremos en una forma excelente. Y por eso nos centramos en estos alimentos en concreto, los añadimos a las comidas cada vez que podemos y a veces excluimos alimentos más mundanos, como las naranjas, las patatas o las sandías, que tienen sus propios nutrientes únicos. Un puñado de bayas de goji no puede compararse con el impacto nutricional de un puñado de frutas del bosque; una sopa de lentejas no es tan potente como un chili elaborado con muchos tipos diferentes de legumbres y verduras.

La verdad es que solo existe un superalimento: toda planta que no comas.

Dulce y rastrero

Todos sabemos que existe una correlación entre el consumo excesivo de azúcar y el aumento de peso. ¿Deben de ser las calorías, ¿verdad? Pero también existe una correlación entre las bebidas edulcoradas artificialmente y sin calorías, y el aumento de peso. ¿Cómo es posible? ¿Cómo pueden tener el mismo efecto las calorías de los refrescos y la ausencia total de calorías de los refrescos light?

Porque no son las calorías.

¿Importan las calorías? Por supuesto, pero son solo un factor más. Como veremos a lo largo de este libro, hay muchos factores diferentes que influyen en el número que aparece en la báscula, y las calorías son solo uno de ellos. Y en ningún sitio este hecho queda tan claro como en la comparación entre bebidas azucaradas con calorías y bebidas sin calorías endulzadas artificialmente. Ten en cuenta que:

- **El azúcar daña el microbioma.** Se ha demostrado que una dieta rica en azúcar disminuye la biodiversidad intestinal y favorece los microbios intestinales inflamatorios porque los ayuda a tomar el control y a aplastar a sus compañeros antiinflamatorios. En concreto, el azúcar parece dañar un tipo de bacteria llamada *Bacteroidetes*, que se han relacionado con vientres más delgados y planos, y aumentar la *Proteobacteria*, que en cantidades moderadas forma parte de un microbioma saludable, pero cuando crece sin control se ha relacionado con mayor inflamación y aumento de peso. El azúcar también daña el revestimiento del intestino, lo inflama y crea una mayor probabilidad de fugas.

  - **Pero los edulcorantes artificiales también.** Un estudio sobre el aspartamo, la sacarina y la sucralosa mostró que estos edulcorantes parecían potenciar la capacidad de las bacterias intestinales no saludables, incluida la *E. coli*, para invadir y dañar el revestimiento de la pared intestinal, lo que provoca un intestino permeable y dificulta el mantenimiento de microbios más sanos y diversos. Y se ha demostrado que la sacarina altera el microbioma intestinal y favorece la diabetes.

- **El azúcar estimula la inflamación y aumenta el riesgo de enfermedades.** El consumo excesivo de azúcar se correlaciona con enfermedades cardiacas, hipertensión, colesterol alto, derrames cerebrales, diabetes, enfermedades autoinmunes y obesidad, todas ellas enfermedades directamente relacionadas con nuestros niveles de inflamación. Un estudio descubrió que los niveles en sangre del marcador inflamatorio proteína C reactiva aumentaban después de que los sujetos bebieran un líquido que contenía 50 gramos de azúcar. (Por ejemplo, un mocha frappuccino grande de Starbucks tiene 51 gramos). Otro estudio descubrió que un solo refresco azucarado al día aumenta el riesgo de síndrome metabólico (una combinación de obesidad, colesterol alto y nivel alto de azúcar en sangre) en un 44 %.

  - **Pero los edulcorantes artificiales también.** De hecho, comer o beber edulcorantes artificiales se correlaciona con el aumento de la enfermedad inflamatoria intestinal (EII) y otras afecciones inflamatorias debido a los cambios que provocan en nuestra biología intestinal. Un estudio de 3.000 personas mostró que las que consumían niveles más altos de eritritol, un alcohol de azúcar que se usa como edulcorante en muchos alimentos «cetogénicos», tenían aproximadamente el doble de probabilidades de sufrir un «evento cardiovascular» (es decir, un ataque cardiaco o un accidente cerebrovascular) que las que consumían menos. Otro estudio de 2023 analizó a más de 103.000 personas y descubrió que la sucralosa y el acesulfamo de potasio (Ace K) se correlacionaban con un mayor riesgo de enfermedad cardiaca, mientras que el aspartamo se correlacionaba con un mayor riesgo de accidente cerebrovascular. Estos dos edulcorantes en concreto también se han relacionado con un mayor riesgo de cáncer de mama y cánceres relacionados con la obesidad.

- **El azúcar fuerza el crecimiento de nuevo tejido graso en el intestino.** Como he explicado en el capítulo 1, la grasa abdominal está formada por células grasas y células inmunitarias. Cuando consumimos azúcar, las células inmunitarias de nuestro intestino que favorecen la inflamación se activan, lo que resulta en un aumento aún mayor de la inflamación, el hambre y la grasa visceral.

  - **Pero los edulcorantes artificiales también.** De hecho, los edulcorantes artificiales provocan aumento de peso al incrementar el hambre a través de diversas vías. Unos investigadores australianos observaron que los animales expuestos a altos niveles de edulcorantes artificiales comían más que los que no lo estaban. Descubrieron que los sabores dulces activan el centro de recompensa del cerebro; cuando la recompensa, en forma de calorías, no llega, el cerebro nos envía en busca de más calorías. Por eso, aunque dos personas ingieran la misma cantidad de comida, es más probable que la que se toma un refresco light consuma más calorías en las horas siguientes. Los edulcorantes artificiales también favorecen el aumento de peso al alterar el microbioma, reduciendo aún más la saciedad y haciendo que queramos comer más.

- **El azúcar daña la cognición.** Una dieta rica en azúcar puede dañar el hipocampo e inflamar la zona del cerebro que desempeña un papel fundamental en la memoria y el aprendizaje. Los alimentos azucarados también pueden reducir nuestros niveles de factor neurotrófico derivado del cerebro (BDNF), que es básicamente la hormona del crecimiento humano para el cerebro. En un estudio con animales, los sometidos a una dieta rica en grasas y azúcar durante dos meses mostraron niveles reducidos de BDNF y menor capacidad de aprendizaje.

  - **Pero los edulcorantes artificiales también.** Los estudios indican que los edulcorantes artificiales pueden atravesar la barrera hematoencefálica y acumularse en el tejido cerebral. En un estudio, las personas que bebieron refrescos light durante cuarenta semanas mostraron anomalías en el hipocampo y desregulación de las proteínas implicadas en el crecimiento y la supervivencia de las células cerebrales.

- **El azúcar causa dolor.** La psoriasis, la enfermedad inflamatoria intestinal y la artritis reumatoide son solo algunas de las incómodas afecciones que se ha demostrado que el azúcar empeora. Un estudio publicado en *Pain Reports* analizó a 4.123 personas con problemas de columna y descubrió que el consumo de azúcares añadidos suponía un aumento del 49 % del riesgo de sufrir dolor de columna crónico; las personas que consumían más plantas energéticas (en concreto frutas y cereales integrales) y más lácteos reducían el riesgo de dolor crónico hasta en un 26 %.

  - **Pero los edulcorantes artificiales también.** Aumentar la inflamación significa aumentar el dolor. Una revisión de estudios mostró que los edulcorantes artificiales pueden afectar negativamente a las personas con enfermedades inflamatorias crónicas, como el síndrome del intestino irritable (SII) y la artritis.

Apartado especial extradelicioso

30 plantas en solo 5 batidos

Es difícil exagerar la importancia de empezar cada mañana con un chute de proteínas. Un estudio publicado en el *Journal of Dairy Science* comparó dos grupos de personas: uno consumió 12,4 gramos de proteínas para desayunar, mientras que el segundo tomó un desayuno reforzado con proteína de suero de leche en polvo, lo que supuso una ingesta proteica de 28 gramos. Los investigadores descubrieron que los que comieron la proteína extra por la mañana tenían niveles más bajos de azúcar en sangre y menos apetito a lo largo del día. Otro estudio descubrió que un desayuno rico en proteínas reducirá la sensación de hambre un 51 % más que un desayuno bajo en proteínas. Y las investigaciones muestran sistemáticamente que es importante ingerir de 25 a 30 gramos de proteínas por la mañana para ayudarnos a conservar la masa muscular magra a medida que envejecemos.

Y la forma más rápida, fácil y eficaz de preparar un desayuno rico en proteínas es con un batido de proteína de suero de leche. (También se ha demostrado que el suero de leche es la forma de proteína más respetuosa con los microbios).

Los batidos ofrecen una oportunidad única no solo de asegurar nuestra función muscular y mantener a raya el hambre, sino también de maximizar nuestra ingesta de plantas. De hecho, podrías llegar a las treinta plantas en solo cinco días preparando estas sencillas recetas de batidos.

Como la pizza, los batidos saben muy bien con cualquier ingrediente (aunque yo me lo pensaría dos veces antes de tomarme un batido de pepperoni y cebolla). Estas recetas son solo orientativas; puedes mezclar y combinar, añadir y eliminar ingredientes a tu antojo.

Conceptos básicos sobre los batidos:

- Añade primero los líquidos. Esto ayudará a que la batidora lo triture todo de manera uniforme.

- Dirígete a la sección de congelados. Las frutas congeladas suelen ser más baratas que las frescas, y a menudo más nutritivas, y están disponibles todo el año. Si prefieres las frescas, echa un puñado de cubitos de hielo en la batidora junto con los demás ingredientes.

- Congela algunos plátanos, que son un excelente complemento para casi cualquier receta de batido. Consejo profesional: pélalos antes de congelarlos; de lo contrario, la piel se pegará a la carne y no la podrás retirar.

- Ten semillas de cáñamo y de lino en la despensa. Si las añades a un batido, el sabor es prácticamente imperceptible, pero son ricas en ácidos grasos omega-3 y en proteínas.

- Recuerda que los zumos no cuentan como plantas energéticas. Aunque he utilizado un par de zumos en estas recetas, no los he contado como parte de las treinta.

- Nunca es una buena idea aislar, a menos que compres proteína de suero de leche. Al aislado de suero de leche se le ha eliminado la lactosa, mientras que el concentrado de suero sigue conteniendo gran cantidad de lactosa. Si te sienta mal la lactosa o los lácteos en general, elige el aislado. El tipo que se siente a tu lado en el autobús te lo agradecerá.

- ¿Eres vegano? Utiliza una proteína vegana en polvo en lugar de suero de leche, pero asegúrate de que sea una proteína «completa» elaborada a partir de una variedad de plantas diferentes, y busca en especial el aminoácido leucina, que se encuentra en los lácteos, pero a menudo es difícil de obtener de fuentes vegetales.

¡Oh, no! ¡He hecho demasiado batido!

No hay problema. Puedes guardar el batido que te sobre de dos formas sencillas:

• Viértelo en un bote de vidrio u otro recipiente hermético. Es imprescindible que sea hermético; si dejas el batido abierto en la nevera, no solo absorberá los olores de los restos de pollo salteado con ajo, sino que también empezará a perder nutrientes.

• Congélalo. Llena una cubitera con el batido que te haya sobrado y métela en el congelador. Desayunar será más fácil. Lo único que tendrás que hacer será dejar que los cubitos se ablanden un poco, consumir lo que quieras y luego volver a introducir el resto en el congelador para que recupere su forma rápidamente.

Despertar súbito

Si, como yo, eres adicto a la cafeína (y, como yo, no tienes ningún interés en dejarla), este batido te ayudará a afrontar el día con la nutrición que necesitas y la cafeína que deseas.

Ingredientes

¾ de taza de café helado
Un chorrito de leche entera, de soja o de avena (opcional)
½ plátano congelado
1 cucharada de mantequilla de cacahuete
1 cucharada de semillas de cáñamo
¼ de taza de cereales integrales sin azúcar
½ cucharada de cacao 100 % en polvo
¼ de taza de piñones

1 cucharada de proteína de suero de chocolate
1-2 cubitos de hielo (opcional)

Daiquiri para desayunar

¿Qué es ese susurro que sale de la batidora? Dice: «Añade ron...», pero intenta no hacerlo a menos que vayas a servir este batido como postre.

Ingredientes

Un chorrito de zumo de naranja
Un chorrito de zumo de lima
½ taza de yogur griego natural
½ plátano congelado
¼ de taza de trozos de coco congelados
¼ de taza de trozos de melocotón congelados
¼ de taza de trozos de piña congelados
½ mandarina fresca, pelada
¼ de taza de trozos de mango congelados
¼ de taza de frambuesas congeladas
1 cucharada de proteína de suero de leche de vainilla

¡Vaya baya!

El dulzor de las frutas del bosque se equilibra con la acidez del pomelo y la granada para crear una mezcla de sabores que muestra a la madre naturaleza en todo su esplendor.

Ingredientes

¾ de taza de leche de almendras o de soja
½ pomelo pelado y sin pepitas

½ taza de moras congeladas
½ pera (sin el corazón)
½ taza de arándanos congelados
½ taza de arilos de granada
1 cucharada de mantequilla de almendras
1 cucharada de proteína de suero de leche de vainilla

Kale al jefe

Este batido parece desafiante al principio (¿col rizada, perejil y avena?), pero, créeme, se mezcla hasta convertirse en el batido verde más suave que jamás hayas bebido. Un solo dátil es suficiente para darle un toque dulce.

Ingredientes

1 taza de leche de avena
½ taza de hojas de kale
½ taza de perejil
¼ de taza de avena integral cocida
½ cucharada de semillas de lino molidas
1 dátil entero sin hueso
1 cucharada de proteína de suero de leche de vainilla
2-3 cubitos de hielo
Espolvorear ¼ de taza de semillas de chía

My cherry amour

¿Puede este batido ayudarte a encontrar el amor? Quizá no, pero podría ayudar a cerrar el trato la mañana siguiente...

Ingredientes

1 taza de leche de almendras o de soja
½ taza de cerezas deshuesadas congeladas
¼ de taza de fresas congeladas
¼ de taza de arándanos congelados
¼ de taza de anacardos sin sal
½ taza de hojas de espinaca tiernas
¼ de aguacate maduro, pelado y sin hueso
Una pizca de canela
Una o dos gotas de extracto de vainilla
1 cucharada de proteína de suero de leche de chocolate

Apartado especial extradelicioso

30 plantas en solo 5 ensaladas

Cada comida y cada tentempié deberían ser una oportunidad para buscar una o dos plantas nuevas. Ya sea pizza o hamburguesas, un plato de espaguetis o un burrito, casi todos los alimentos habituales pueden mejorar con algunos añadidos inteligentes, ya sean rodajas de aguacate y cebollas asadas debajo del pan de hamburguesa o una mezcla de judías negras, rojas y blancas enrollada en tu tortilla.

Pero ¿y si quisieras asegurarte de que llegarás a las treinta plantas automáticamente, cada semana, sin tener que pensar? ¿Y si quisieras asegurarte de conseguir seis plantas nuevas cada día durante cinco días y no tener que preocuparte por las demás comidas?

Pues yo te cubro. Lo único que tienes que hacer es preparar cada día una ensalada diferente de las que te ofrezco a continuación para la comida o la cena y acompañarla con la proteína que prefieras. (Te he recomendado algunas opciones, pero tú eliges la combinación definitiva). Sigue las instrucciones de estas recetas y tendrás las treinta plantas diferentes en un abrir y cerrar de ojos.

Espinacas y fresas

Suena a primavera, pero esta combinación te servirá todo el año.

Ingredientes

2 tazas de hojas de espinacas frescas
2 tazas de hojas de lechuga verde tierna
½ taza de fresas en rodajas
½ taza de gajos de naranja sanguina
¼ de taza de hojas de estragón picadas
¼ de taza de almendras cortadas en rodajas

Preparación

Mezcla todos los ingredientes en una ensaladera grande

Adereza con

VINAGRETA DE NARANJA SANGUINA
¼ de taza de vinagre de vino blanco
¼ de taza de zumo de naranja sanguina
1 cucharadita de mostaza de Dijon
1 taza de aceite de oliva virgen extra
Sal y pimienta negra al gusto

Sirve con

Pollo a la plancha

No vayas a cazar sandías

Crujiente, veraniega y brillante, esta ensalada da vida a la sandía con un toque de picante y menta.

Ingredientes

3 tazas de sandía sin semillas pelada y cortada en dados
2 tazas de hinojo (ligeramente salado para eliminar el exceso de agua) cortado en rodajas finas
1 taza de jícama pelada y cortada en dados
¼ de taza de jalapeño (sin semillas) picado fino
¼ de taza de hojas de menta
¼ de taza de nueces de macadamia (los pistachos también quedarían muy bien) trituradas

Preparación

Mezcla todos los ingredientes en una ensaladera grande.

Adereza con

VINAGRETA DE CHAMPÁN
¼ de taza de vinagre de champán
1 cucharadita de mostaza de Dijon
1 cucharada de miel
1 taza de aceite de oliva virgen extra
Sal y pimienta al gusto

Sirve con

Gambas a la plancha

Cómo me deshago de todos estos tomates

Es un problema frecuente en agosto y septiembre, ya que los vecinos no dejan de endilgarse unos a otros su excedente de esferas rojas. Esto es lo que tienes que hacer con la recompensa.

Ingredientes

2 tazas de tomates frescos (los que tengas) sin pepitas y cortados en dados
1 taza de pepinos ingleses pelados, cortados por la mitad a lo largo y después en semicírculos
1 taza de melón dulce pelado y cortado en dados
½ taza de arilos de granada
¼ de taza de hojas de albahaca (enteras para la presentación o cortadas finas)
¼ de taza de nueces tostadas trituradas

Preparación

Mezcla todos los ingredientes en una ensaladera grande.

Adereza con

VINAGRETA DE LIMÓN
¼ de taza de zumo de limón fresco
1 taza de aceite de oliva virgen extra
Sal y pimienta negra al gusto

Sirve con

Salmón a la plancha (puntos extra si sirves el salmón con pesto de albahaca)

Ensalada de remolacha y calabaza

Esta ensalada otoñal aprovecha productos de temporada como la calabaza, las pipas de calabaza y la kale. Sírvela tibia o a temperatura ambiente.

Ingredientes

1 taza de remolacha fresca lavada y cortada en dados
1 taza de calabaza pelada y cortada en dados
4 tazas de hojas tiernas de kale
1 chalota pequeña pelada y cortada en aros finos
¼ de taza de pipas de calabaza tostadas
¼ de taza de cebollino picado

Preparación

1. Precalienta el horno a 160 °C.
2. Rocía una bandeja de horno con una ligera capa de aceite de oliva y añade la remolacha y la calabaza. Ásalas hasta que estén tiernas, unos 30 minutos.
3. Cuando se hayan enfriado, mezcla la remolacha y la calabaza con los demás ingredientes.

Adereza con

VINAGRETA BALSÁMICA
¼ de taza de vinagre balsámico
1 cucharadita de mostaza integral
1 cucharadita de orégano (opcional)
1 taza de aceite de oliva virgen extra
Sal y pimienta negra al gusto

Sirve con

Entraña de ternera a la plancha

Ensalada de Bruselas

A diferencia de la venganza, este es un plato que se sirve mejor caliente. Una ensalada perfecta para cuando ha llegado el invierno.

Ingredientes

3 tazas de coles de Bruselas cortadas por la mitad
1 taza de achicoria sin corazón y cortada en trozos grandes
½ taza de manzanas verdes sin corazón y cortadas en dados
½ taza de cerezas secas
½ taza de cebolletas (verdes y blancas) cortadas en aros finos
½ taza de cacahuetes tostados salados y triturados

Preparación

1. Precalienta el horno a 200 °C.
2. Rocía una bandeja de horno con una ligera capa de aceite de oliva y añade las coles de Bruselas. Ásalas hasta que estén doradas, unos 30 minutos.
3. Incorpora inmediatamente las coles de Bruselas a una ensaladera grande con los demás ingredientes.

Adereza con

VINAGRETA DE SIDRA DE MANZANA
¼ de taza de vinagre de sidra de manzana
¼ de taza de jarabe de arce
1 cucharada de mostaza integral
1 taza de aceite de oliva virgen extra
Sal y pimienta negra al gusto

Sirve con

Solomillo de cerdo a la plancha

3

El Reto de los 7 días
y por qué lo necesitamos

Una búsqueda del tesoro dietético de una semana
que cambiará para siempre tu forma de comer,
de sentirte y de vivir.

No es fácil mantener la concentración.

Lo sé porque justo después de escribir esas seis palabras he mirado el móvil para ver si había pasado algo interesante en los últimos tres segundos. (¿Y si Pete Davidson tiene una nueva novia y soy el último en enterarme?).

No vivimos en una época en la que la paciencia, el pensamiento a largo plazo y la dedicación a un objetivo se recompensen especialmente. Una industria digital que controla nuestra atención y está programada para estimular el centro de recompensa de nuestro cerebro una y otra y otra vez nos desvía de nuestro propósito constantemente.

Por suerte, el Plan Integral Antigrasa está pensado para tener un impacto inmediato en tu salud, tu peso y tu estado de ánimo en menos tiempo del que se tarda en superar un resfriado.

De hecho, la mejor manera de pensar en los próximos siete días no es como un programa de nutrición. Es más bien un juego, una búsqueda del tesoro. Tu objetivo es encontrar, escondidas en tu nevera, tu despensa, tu jardín o las estanterías del supermercado, treinta plantas diferentes.

Anota cuáles son.

Y después mételas en la boca.

Arranca la pérdida de peso

Aunque este programa tiene algunas reglas sencillas, verás que en realidad es bastante libre. Solo los primeros siete días podrían considerarse algo complicados. Sin embargo, los resultados que obtendrás en este poco tiempo serán reveladores.

Esta es tu tarea para los próximos siete días:

- **Empieza cada día con un batido de proteínas**, preferiblemente incorporando proteína de suero.

- **Elimina todos los hidratos de carbono refinados y los dulces.** (¡Tranquilo, son siete días! Puedes pasar siete días sin comerte una galleta, ¿verdad? La semana que viene podrás volver a comer postre; de hecho, forma parte del programa).

- **Limita los cereales integrales a una ración al día.** Me refiero a pan integral, avena, arroz integral, maíz y cereales más exóticos, como la quinoa, el trigo sarraceno, la cebada, etcétera. Recuerda que debes intentar variar lo máximo posible: pasta integral un día, salvado de avena al siguiente, mazorcas de maíz al siguiente. (Cada cereal integral único cuenta como una planta energética, así que no olvides añadirlo a tu total).

- **Come treinta plantas enteras diferentes.** Haz una lista de tus plantas utilizando el registro de seguimiento del Reto de los 7 días de la p. 101, o simplemente anótalas en el tablón de la cocina o en la aplicación de notas de tu teléfono. Lo que importa es buscar plantas nuevas e interesantes que te ayuden a ampliar tu paladar y divertirte haciéndolo. (Recuerda que solo puedes contar cada planta una vez. Disfruta de la kale, del colinabo y de las aceitunas de Kalamata, y después sigue adelante).

• **Haz ejercicio tres veces.** Una combinación de entrenamiento aeróbico y de resistencia, seleccionado del sencillo plan de entrenamiento mixto que empieza en la p. 215. Las investigaciones han identificado cuál podría ser el mejor entrenamiento posible para el microbioma. Solo tienes que elegir tres ejercicios para la parte superior del cuerpo, tres para la parte inferior y uno para la parte central, y añade un breve entrenamiento aeróbico. (Si lo prefieres, puedes dividir el entrenamiento aeróbico y el de resistencia en dos sesiones distintas o hacerlos todos de una vez). Puedes hacer este programa en un gimnasio con máquinas o pesas, o en casa sin apenas equipamiento. Te he dado las instrucciones completas sobre cómo hacerlo.

Muchos programas de dieta incluyen etapas en las que se eliminan determinados alimentos, se comen grandes cantidades de otros o solo se come entre las cuatro y las seis de la tarde durante las lunas llenas. En la mayoría de los casos, estas etapas no son más que trucos.

El Reto de los 7 días no es un truco. Es un arranque rápido que reúne las herramientas más poderosas y científicamente probadas de que disponemos para perder peso a corto y largo plazo. Durante los próximos siete días vas a:

1. **Iniciar una rápida pérdida de peso.** Al eliminar los hidratos de carbono simples, como los postres, y limitar los cereales integrales a no más de una ración diaria, reducirás drásticamente la cantidad de hidratos de carbono que consumas durante los primeros siete días. Seguirás comiendo las fuentes más saluda-

bles de hidratos de carbono, en forma de frutas, verduras y legumbres, pero serán menos de los que sueles tomar.

Este cambio en tu dieta te llevará a perder peso rápidamente durante la primera semana de este programa, algo más de dos kilos en los próximos siete días. ¿Es magia? No, es un truco.

Funciona así: los hidratos de carbono que no se queman de inmediato se almacenan en el cuerpo en forma de glucógeno. Pero para almacenar glucógeno, el cuerpo necesita agua; cada gramo de glucógeno almacenado en nuestro cuerpo contiene tres gramos de agua. Cuando reducimos los hidratos de carbono, empezamos a quemar ese glucógeno y a eliminar el peso del agua.

Eso significa que enseguida notarás la diferencia en la báscula y en cómo te queda la ropa. Muchos estudios han demostrado que perder peso rápidamente en un principio anticipa el éxito a largo plazo. Si ves resultados rápidos, es más probable que sigas con el programa a largo plazo. Por lo tanto, uno de los efectos del Reto de los 7 días es demostrar que funciona a corto plazo. Y al hacerlo básicamente te convences a ti mismo de que funcionará a largo plazo.

Eres muy astuto.

2. **Disfrutar de sabores que no habías probado.** Será divertido completar tu registro del Reto de los 7 días para llegar a las treinta plantas diferentes en una sola semana. Te encantará hacerlo esta semana. Puede que incluso quieras repetirlo un par de semanas más, pero con el tiempo te distraerás y dejarás de tomar nota.

Y no pasa nada.

Al ser consciente de maximizar la diversidad de plantas durante la primera semana, vas a descubrir alimentos nuevos, probarás recetas nuevas y te liberarás de algunos de los hábitos que han guiado tu forma de comer. Recuerda que incluso los hábitos alimentarios «saludables» dejan de serlo si no incorporamos variedad en nuestra dieta. Tu objetivo durante los próximos siete días es sencillamente romper con tus hábitos alimentarios actuales y encontrar nuevos alimentos que enriquecerán tu vida y que podrás incorporar a tus comidas en los meses y años venideros.

3. **Detener y revertir la pérdida de masa muscular.** A partir de los treinta años empezamos a perder entre el 5 y el 6 % de músculo esquelético total cada década. Para hacerte una idea de lo que esto significa, flexiona el brazo y forma músculo. El bíceps que estás flexionando representa entre el 5 y el 6 % de tu músculo esquelético total. Eso significa que a los cincuenta años hemos perdido dos brazos de músculo.

Esto sucede por una sencilla razón: nuestro cuerpo descompone y desarrolla constantemente tejido muscular, pero, pasados los treinta años, el ritmo al que destruimos los músculos empieza a superar al ritmo al que podemos reconstruirlos. La razón es un fenómeno conocido como resistencia anabólica. Básicamente, nuestro cuerpo empieza a tener problemas para convertir en músculo las proteínas que ingerimos, un problema que empieza en nuestra cuarta década y se acelera a medida que envejecemos. Para superar este problema (para romper la resistencia y asegurarnos de no perder valioso músculo, que combate la grasa) debemos consumir mayores dosis de proteínas a lo largo del día. Y aunque el ciudadano medio ingiere una cantidad adecuada de proteínas al día, la mayor parte suele ingerirse por la noche. De hecho, el desayuno típico contiene solo 10 gramos de proteínas, mientras que la cena contiene 60 gramos.

Lo mejor que puedes hacer para detener y revertir la pérdida de masa muscular relacionada con la edad es empezar el día con proteínas. Hacia la mitad de la vida, «las mujeres necesitan 25 gramos de proteínas por la mañana, y los hombres,

30 gramos», me dijo el doctor Jamie Baum, director del Center for Human Nutrition de la Universidad de Arkansas: «Si no lo haces, los estudios demuestran que podrías pasarte el resto del día descomponiendo masa muscular».

Pero consumir de 25 a 30 gramos de proteínas en el desayuno puede resultar complicado. Una tortilla de tres huevos contiene solo 18 gramos de proteínas. Un vaso de leche, apenas 8 gramos. Y 100 gramos de yogur con fruta pueden contener solo 4 gramos de proteínas (y están repletos de azúcares añadidos). Por eso, empezar el día con un batido de proteínas es como contratar una póliza de seguro gratis para tus músculos; es una forma sencilla de asegurarte de ingerir las proteínas que tu cuerpo necesita a primera hora de la mañana.

¿Qué pasa con la comida y la cena? Lo más probable es que ya comas suficientes proteínas en la comida y la cena, pero encontrarás sugerencias para dos semanas de comidas y cenas perfectas en la p. 269.

4. **Rehacer completamente el microbioma intestinal.** Sí, en una semana. Cien billones es un número grande. Si alguna vez has intentado meter a tres niños pequeños enfadados en un monovolumen, sabrás que estar en inferioridad numérica puede hacer que las transiciones ordenadas sean casi imposibles, así que la idea de conseguir que cien billones de microbios se muevan en la misma dirección parece épica.

Sin embargo, la ciencia nos muestra que solo necesitamos una semana para llevar a cabo un cambio de régimen sencillo y sin dolores de barriga, reforzar la diversidad, reducir la superpoblación de microbios inflamatorios y permitir que nuevas poblaciones saludables se afiancen.

Nuestro microbioma se adapta para gestionar mejor los alimentos que le damos. Y lo hace rápidamente. En un estudio, adultos jóvenes siguieron durante cinco días una dieta vegetal a base de frutas, verduras, legumbres y cereales integrales. Después volvieron a su dieta habitual. A continuación se les cambió durante otros cinco días a una dieta a base de proteínas animales con mucho queso, carne y huevos. En ambos casos los microbiomas de los voluntarios cambiaron radicalmente tras menos de una semana siguiendo las diferentes dietas. Otro estudio incorporó una mediterránea durante solo tres días y documentó cambios «inmediatos» y «reversibles» en los microbiomas.

El Reto de los 7 días es solo el primer paso (bueno, los primeros siete pasos) en este viaje, pero el impulso te hará avanzar y sentará las bases de un plan de alimentación muy sencillo que te será de gran utilidad para toda la vida.

Resultados mucho más rápidos

Este plan te pide que empieces los siete días con un batido de proteínas, a poder ser con proteína de suero de leche. (Los veganos y las personas alérgicas a los lácteos pueden sustituirla por proteínas en polvo de origen vegetal).

Pero ¿qué es el suero de leche? ¿Y por qué es mejor este tipo de proteína que cualquiera de las muchas otras opciones?

Si lo único que sabes sobre el suero de leche es que Litlle Miss Muffet lo comía, estás perdiéndote un arma muy poderosa en tu batalla para combatir la inflamación, conservar masa muscular, detener el aumento de grasa y curar el intestino.

Hasta hace poco, el suero de leche era un producto secundario que se pasaba por alto en la elaboración del queso, las sobras del proceso de fabricación, que se desechaban. Alrededor del 80 % de la leche es caseína, que es lo que se utiliza para elaborar los quesos cheddar, los gouda ahumados, los bries de triple crema y los elegantes pecorinos romanos. El otro 20 % es suero de leche, y durante la mayor parte de la historia de la humanidad el suero se ha utilizado para poco más que: a) hacer ricotta, y b) alimentar a los cerdos.

Si la caseína es Beyoncé, el suero de leche es Solange.

Pero últimamente se está prestando mucha más atención a este hermano olvidado. Aunque ha sido uno de los alimentos favoritos de los atletas y culturistas durante años, cada vez más investigaciones sugieren que todos deberíamos incluirlo de forma habitual en nuestra dieta. Entre sus superpoderes, el suero de leche puede:

- **Detener el hambre y mantenerla a raya.** Varios estudios han demostrado que la proteína de suero de leche tiene un mayor efecto saciante que otras proteínas, incluida la leche entera, lo que significa que te mantendrá lleno y satisfecho durante más tiempo. Esto se debe sobre todo a su alto contenido en aminoácidos de cadena ramificada (BCAA, por sus siglas en inglés), componentes fundamentales para los músculos. Un aminoácido concreto, la leucina, llega al cerebro rápidamente después consumirla y ordena de inmediato que se apague el apetito. De hecho, se ha demostrado que la leucina controla el apetito tanto a corto como a largo plazo.

- **Desarrollar músculo a cualquier edad.** La leucina parece casi una varita mágica para ganar músculo. Diversos estudios muestran que, sobre todo en personas mayores de cuarenta años, son fundamentales las dosis significativas de leucina para mantener la fuerza. Pero es difícil encontrar cantidades sustanciales de leucina en la mayoría de los alimentos que no sean proteínas animales, y el suero de leche es mucho más denso en leucina que cualquier otro alimento, incluida su hermana la caseína. Por eso el suero de leche es un potente constructor de músculo y un luchador contra la grasa. Como me dijo el difunto doctor Doug

Paddon-Jones, profesor del Departamento de Nutrición y Metabolismo de la Rama Médica de la Universidad de Texas: «La proteína de suero de leche es básicamente un expendedor automático de leucina».

- **Mejorar la salud de los bichitos de tu barriga.** El suero de leche es un componente importante de la leche materna y parece desempeñar un papel significativo para ayudar a los lactantes a desarrollar un microbioma sano y protegerlos contra el crecimiento excesivo de microbios peligrosos como la *E. coli*. Y ese efecto saludable se duplica cada vez que consumimos suero de leche como adultos. En un estudio, los investigadores analizaron los efectos de los suplementos de proteína de suero de leche en los microbiomas de personas con peso normal y obesas. Descubrieron que el suero de leche estimulaba el crecimiento de bacterias probióticas saludables y aumentaba la producción de AGCC, pero no creció ninguna familia de bacterias relacionadas con la obesidad. Los investigadores concluyeron que la suplementación con suero de leche «puede ser un enfoque interesante para prevenir el sobrepeso, la obesidad y los trastornos relacionados con ellos». En un estudio de 2017 centrado en personas con sobrepeso, las que ingirieron suplementos de proteína de soja o caseína no mostraron cambios en el microbioma. Pero en un estudio posterior, esta vez en atletas, los que tomaron suplementos de suero de leche sí mostraron una mejora en la cantidad de microbios intestinales sanos. Además, los estudios en animales han demostrado que la calidad de la proteína ingerida marca una diferencia en la calidad del microbioma del huésped y que el suero de leche parece tener un efecto más beneficioso que otros tipos de proteínas.

- **Mejorar el estado de ánimo y el sueño.** El suero de leche tiene un alto contenido de triptófano, un precursor de la serotonina que ayuda a regular no solo el estado de ánimo, sino también el apetito. (Los antidepresivos como el Prozac actúan aumentando los niveles de serotonina en el cerebro). Ayuda a mejorar el sueño y, en consecuencia, la función cognitiva gracias al efecto estimulante de la serotonina.

- **Reducir los niveles de inflamación** al disminuir las enzimas proinflamatorias, mejorar el control de la glucosa, mejorar la salud de los vasos sanguíneos y regular las adipocinas, las hormonas producidas por el tejido graso, incluida la leptina, que reduce el apetito.

La proteína de suero de leche se presenta en dos formas: concentrada y aislada. El concentrado de suero de leche es más barato, pero el aislado es la mejor opción si tienes algún tipo de sensibilidad a los lácteos. Al aislado de suero de leche le han eliminado toda la lactosa, lo que significa que incluso los intolerantes a la lactosa que explotan ante la mera idea de un helado pueden consumir aislado de proteína de suero de leche sin problemas.

Registro del Reto de los 7 días

Esta sencilla tabla te permite hacer un seguimiento de tu ingesta de plantas a lo largo de la semana y añadir plantas únicas en cada comida y tentempié. Verás cómo te va en tu intento de llegar a las treinta y te recordará que debes ser creativo para asegurarte de que alimentas tu microbioma con toda la nutrición que necesita.

PLANTAS ENERGÉTICAS

VEGETALES

☐ Alcachofa
☐ Berenjena
☐ Bok choy
☐ Brócoli
☐ Calabacín
☐ Calabaza
☐ Cebolla
☐ Cebolleta
☐ Champiñón portobello (también champiñón común y cremini, son la misma planta)
☐ Champiñón shiitake
☐ Col china
☐ Col lombarda
☐ Col verde
☐ Coles de Bruselas
☐ Coliflor
☐ Espárragos
☐ Espinacas
☐ Guisantes dulces o tiernos

☐ Hinojo
☐ Jícama
☐ Judías verdes
☐ Kale
☐ Lechuga bibb
☐ Lechuga de hojas rojas
☐ Lechuga de hojas verdes
☐ Lechuga romana
☐ Pimiento (rojo, verde, amarillo y naranja)
☐ Puerro
☐ Rábano
☐ Remolacha
☐ Rúcula
☐ Tomate cherry
☐ Tomate corazón de buey
☐ Tomate grape
☐ Tomate roma
☐ Zanahoria
☐ Nori (para envolver sushi)

FRUTA

- ☐ Acaí
- ☐ Aguaymanto
- ☐ Albaricoque
- ☐ Arándanos azules
- ☐ Arándanos rojos
- ☐ Cerezas
- ☐ Ciruela
- ☐ Dátiles
- ☐ Frambuesas
- ☐ Fresas
- ☐ Granada, arilos
- ☐ Higos
- ☐ Kiwis
- ☐ Mandarina
- ☐ Mango
- ☐ Manzana cortland
- ☐ Manzana fuji
- ☐ Manzana gala
- ☐ Manzana verde
- ☐ Manzana roja
- ☐ Melocotón
- ☐ Melón cantalupo
- ☐ Melón verde
- ☐ Moras
- ☐ Naranja navel
- ☐ Naranja sanguina
- ☐ Pera asiática
- ☐ Pera barlett
- ☐ Pera bosc
- ☐ Pera de Anjou
- ☐ Piña
- ☐ Plátano
- ☐ Pomelo
- ☐ Ruibarbo
- ☐ Sandía
- ☐ Tangerina
- ☐ Uvas moradas
- ☐ Uvas rojas
- ☐ Uvas verdes

PLANTAS CON ALMIDÓN

- ☐ Arroz integral
- ☐ Arroz salvaje
- ☐ Avena
- ☐ Calabaza
- ☐ Calabaza bellota
- ☐ Calabaza butternut
- ☐ Cebada
- ☐ Chirivía
- ☐ Garbanzos y hummus
- ☐ Guisantes
- ☐ Judías blancas
- ☐ Judías negras
- ☐ Judías riñón
- ☐ Judías pintas
- ☐ Lentejas
- ☐ Maíz
- ☐ Nabo
- ☐ Patata blanca con piel
- ☐ Patata dulce con piel
- ☐ Patata roja con piel
- ☐ Quinoa
- ☐ Trigo, grano entero

PLANTAS RICAS EN GRASAS Y/O PROTEÍNAS

- ☐ Aceitunas
- ☐ Aguacate
- ☐ Almendras y mantequilla de almendras
- ☐ Anacardos y mantequilla de anacardos
- ☐ Avellanas
- ☐ Cacahuetes y mantequilla de cacahuete
- ☐ Calabaza, pipas
- ☐ Cáñamo, semillas
- ☐ Chía, semillas
- ☐ Coco
- ☐ Girasol, pipas, y mantequilla de semillas de girasol
- ☐ Lino, semillas
- ☐ Nueces
- ☐ Nueces de Brasil
- ☐ Pacanas
- ☐ Piñones
- ☐ Pistachos
- ☐ Sésamo, semillas
- ☐ Soja (edamame, tofu y tempeh)

CLUB DE AVENTURA

Las plantas energéticas ya enumeradas son comunes, pero es posible que te descubras comiendo algo interesante y del todo nuevo: colinabo, fruta del dragón, guayaba o higos chumbos.

No olvides anotarlo y felicitarte por haber añadido otra planta energética más.

☐ _____ ☐ _____
☐ _____ ☐ _____
☐ _____ ☐ _____
☐ _____ ☐ _____
☐ _____ ☐ _____
☐ _____ ☐ _____
☐ _____ ☐ _____
☐ _____ ☐ _____
☐ _____ ☐ _____
☐ _____ ☐ _____
☐ _____ ☐ _____
☐ _____ ☐ _____
☐ _____ ☐ _____

Diario de comidas

7 días para más de 30 plantas

En caso de que tengas alguna duda sobre lo fácil que es este programa (incluso el Reto de los 7 días), echa un vistazo a mi viaje personal durante la primera semana.

LUNES

Desayuno: Batido de proteína de suero de leche Daiquiri para desayunar (receta, p. 82) con plátano, coco, melocotón, piña, mandarina, mango y frambuesas.

Lo ideal es que empieces cada día del Reto de los 7 días con un batido de proteína de suero de leche. De hecho, si sigues todas las recetas de las páginas 79-90, llegarás a las treinta plantas en los primeros cinco días, pero eso requiere hacer la compra, así que tómate la libertad de preparar los batidos que prefieras o elige una o dos recetas que se ajusten a lo que te apetece. Esta receta también incluye zumo de naranja y de lima, pero los zumos no cuentan, aunque estén recién exprimidos. Si bien el zumo conserva las vitaminas, minerales y fitonutrientes, se pierde la fibra, que es fundamental para alimentar el microbioma. He utilizado los zumos solo como base líquida y potenciador del sabor.

Comida: Pollo Panda Express con judías verdes, media ración de arroz frito (arroz integral, guisantes, zanahorias y cebolletas) y super greens (kale, col y brócoli en salsa ligera de ajo).

El Panda Express incluye ocho plantas diferentes y contiene 31 gramos de proteínas y 10 gramos de fibra.

Cena: Pollo a la parmesana en salsa marinara casera con mozzarella y parmesano sobre pasta de garbanzos y ensalada de lechuga romana, piñones y aderezo balsámico.

La pasta elaborada con ingredientes distintos del trigo se denomina «pasta de legumbres»; pueden prepararse con diversos almidones, como lentejas o arroz, pero la pasta de garbanzos está repleta de proteínas y fibra, y se cocinan hasta obtener una consistencia muy similar a la de la pasta de verdad. Además, me encantaría compartir contigo nuestra marinara casera, pero se ha transmitido de generación en generación de la familia de mi mujer, y ella no quiere darme la receta. Pídesela a alguna abuela italiana que conozcas.

Plantas energéticas únicas del día: Plátano, coco, melocotón, piña, mandarina, mango, frambuesas, judías verdes, arroz integral, guisantes, zanahorias, cebolletas, kale, col verde, brócoli, garbanzos, lechuga romana y piñones. Total acumulado: 18.

He empezado muy bien. Ya tengo más de la mitad de las treinta gracias a mi desayuno con un batido vegetal y a una comida bien elegida.

MARTES

Desayuno: Batido de proteínas de suero de leche ¡Vaya baya! (receta, p. 82) con pomelo fresco, moras congeladas, pera, arándanos congelados, arilos de granada, mantequilla de almendras, leche y proteína de suero de leche de vainilla.

Las frutas congeladas pueden tener tantos nutrientes como las frescas o más, y son excelentes opciones para los batidos, porque eliminan la necesidad de echarles hielo.

Comida: Lonchas de queso cheddar y pavo asado, guarnición de ensalada de col con kale, col verde y lombarda, coles de Bruselas, zanahorias ralladas, mayonesa, sal, pimienta y semillas de apio.

En condiciones normales me habría comido un sándwich de pavo y queso cheddar, pero durante el Reto de los 7 días solo como una ración de cereales (integrales) al día, y esta noche me apetecía comer hamburgue-

sas, así que me salté el pan. La ensalada era una mezcla empaquetada que aderecé con mayonesa y especias. (Las semillas de apio y mucha pimienta negra son claves para una buena ensalada). Por cierto, los aficionados a la botánica saben que la col roja, la verde, la kale y las coles de Bruselas, así como la coliflor, el brócoli, el bok choy y el colinabo, descienden todos de la misma planta: Brassica oleracea o mostaza silvestre. Pero los estudios que han analizado la diversidad dietética no han distinguido entre diferentes variedades, y los expertos con los que he hablado dicen que estos alimentos son lo bastante distintos para calificarlos como plantas únicas. Lo mismo sucede con las diferentes variedades de manzanas, uvas, naranjas, etcétera. La única excepción es cuando se definen las plantas por su maduración: las aceitunas verdes son simplemente aceitunas negras no maduras, y los pimientos verdes son pimientos rojos no maduros. Los champiñones comunes, Portobello y cremini son todos la misma planta, solo que en diferentes estados de maduración.

Cena: Hamburguesas a la plancha con panecillos integrales, aguacate y queso azul. Ensalada de espinacas tiernas, kale, hojas de guisantes dulces y bok choy tierna.

Esta ensalada parece exótica, pero es solo una mezcla que compré en el supermercado.

Plantas energéticas únicas del día: Pomelo, pera, arándanos, moras, granada, almendras, coles de Bruselas, trigo integral, aguacate, espinacas, guisantes dulces y bok choy. Total acumulado: 30.

He llegado a treinta plantas diferentes y solo es martes. ¡Misión (casi) cumplida! Veamos hasta dónde puedo llegar.

MIÉRCOLES

Desayuno: Batido Daiquiri para desayunar (receta, p. 82).

Es uno de mis favoritos y, como ya estoy muy cerca de mi cuota de treinta plantas, volveré a tomarlo.

Comida: Bol de burrito de sofritas de chipotle (tofu desmenuzado) con arroz integral ligero con cilantro y lima, judías negras, verduras para fajita (pimientos y cebolla morada), salsa de tomate y queso monterey jack.

Aunque las sofritas añaden una planta más a tu dieta, este plato seguiría brindando cinco plantas, aunque eligieras una proteína animal en lugar de la opción vegetariana. Tal y como lo presento aquí, consumirás 27 gramos de proteínas y 7,5 gramos de fibra en la comida.

Cena: «Ensalada» de salmón furtivo (receta, p. 234) con corazones de alcachofa, aceitunas de Kalamata, pimientos rojos asados, tomates y hierbas, y guarnición de brócoli asado.

Este plato de salmón es el favorito incluso de mi hija pequeña, que odia todo lo que no sea beige. Para hacer un brócoli perfecto, hiérvelo ligeramente en una olla con agua, pásalo de inmediato a agua con hielo y escúrrelo bien. Colócalo en una bandeja de horno, úntalo con aceite de oliva y sal, y déjalo en el horno a 200 °C durante una media hora.

Plantas energéticas únicas del día: Soja (tofu), judías negras, pimientos, cebolla morada, tomate, alcachofa y aceitunas de Kalamata. Total acumulado: 37.

Con siete plantas energéticas únicas, ya he superado las treinta, y solo es miércoles. ¿Qué más nos depara la semana?

JUEVES

Desayuno: Batido de proteínas de suero de leche Kale al jefe (receta, p. 83) con kale, perejil, avena integral, semillas de lino, dátiles, semillas de chía y proteína de suero de leche de vainilla.

Como solo tomo una ración de cereales (integrales) al día, la avena de esta receta contará como mi única ración. Por suerte puedo comer más después de los primeros siete días.

Comida: Buffalo Wild Wings, seis unidades de alitas tradicionales con salsa exclusiva y zanahorias, y apio con salsa ranchera sin grasa.

A veces ingerir plantas es tan sencillo como comerte los palitos de colores que acompañan la comida. En este caso obtengo 32 gramos de proteínas y 5 gramos de fibra de esta comida «decadente».

Cena: Ensalada de espinacas y fresas (receta, p. 86) con espinacas, lechuga verde tierna, fresas en rodajas, naranja sanguina, hojas de estragón y almendras en rodajas, servida con pollo a la plancha.

Estas recetas de ensalada están pensadas para que puedas alcanzar treinta plantas en solo cinco días; como en el caso de los batidos, si las comes todas, tienes la victoria garantizada.

Plantas energéticas únicas del día: Perejil, avena, dátiles, apio, lechuga verde, semillas de lino, semillas de chía, fresas, naranja sanguina y hojas de estragón. Total acumulado: 47.

VIERNES

Desayuno: Batido de proteína de suero de leche ¡Vaya baya! (receta, p. 82).

Comida: Waffle House Hashbrown Bowl con dos huevos, cebollas amarillas asadas, chiles jalapeños, chile bert's (con judías pintas), tomates asados y champiñones asados.

Este es un buen ejemplo de cómo convertir una comida de restaurante en general «poco saludable» en un plato lleno de nutrientes. Pídelo con cebolla, con champiñones, con jalapeños, con tomates y con chile. Además de la base de patatas, incluye muchas plantas diferentes.

Cena: Muslos de pollo al curri con coco y trío de verduras (receta, p. 257), con brócoli, calabaza de verano, pimiento rojo, cuscús integral, anacardos y cilantro.

Plantas energéticas únicas del día: Patatas, cebollas amarillas, jalapeños, judías pintas, champiñones, calabaza de verano, anacardos y cilantro. Total acumulado: 55.

SÁBADO

Desayuno: Batido de proteína de suero de leche My cherry amour (receta, p. 83) con cerezas congeladas, fresas, arándanos, anacardos, espinacas tiernas, aguacate y proteína de suero de leche de chocolate.

Comida: Rollito de atún picante del restaurante de sushi de mi barrio, con arroz integral y atún envuelto en nori, además de edamame.
No olvides que no todas las plantas crecen en la tierra. El nori y otros tipos de algas también cuentan. La próxima vez que pidas sushi, prueba la ensalada de algas, que suele incluir al menos un par de algas diferentes, además de semillas de sésamo.

Cena: Filete a la plancha con chips de boniato al horno y Succotash deja de sufrir (receta, p. 238) con cebolla, pimiento rojo, edamame, maíz, espárragos y beicon.

Plantas energéticas únicas del día: Cerezas, arándanos, nori, boniatos, maíz y espárragos. Total acumulado: 61.

DOMINGO

Desayuno: Batido ¡Vaya baya!

Comida: Ensalada No vayas a cazar sandías (receta, p. 87) con sandía sin semillas, hinojo en rodajas, jícama cortada en dados, jalapeño cortado en dados, hojas de menta y nueces de macadamia trituradas, servida con gambas a la plancha.

Cena: Pizza de pan sin levadura, con pesto, salchicha y ensalada (receta, p. 251) con pesto de albahaca, pita integral, mozzarella, pistachos, salchicha de pavo, tomates cherry y rúcula.
Durante el Reto de los 7 días como solo cereales integrales, y esta receta de pizza casera está hecha con pita integral, pero las semanas siguien-

tes pediré pizzas en la pizzería de mi barrio y las llenaré de verduras como alcachofas, champiñones y cebolla.

Plantas energéticas únicas del día: Sandía, hinojo, jícama, menta, nueces de macadamia, pistachos y albahaca. Total acumulado: 68.

¡UAU! He duplicado con creces mi objetivo de treinta plantas en una semana comiendo pasta, pizza, filetes y hamburguesas en casa, y cenando en Buffalo Wild Wings, Panda Express y Waffle House, que no pueden considerarse restaurantes de «comida sana».

¡Este sí que es un plan de pérdida de peso fácil de seguir!

4

Cómo el Plan Integral Antigrasa te salvará la vida (una y otra vez)

Tu microbioma tiene la clave para combatir las
innumerables enfermedades del envejecimiento,
desde malestares crónicos hasta afecciones
que ponen en peligro la vida.

¿Alguna vez te han dicho que para estar más sano tienes que adelgazar?

Espero que los capítulos anteriores te hayan convencido de que deberías replantearte ese consejo, porque, como hemos visto, el sobrepeso no es la causa de problemas de salud como enfermedades cardiacas, diabetes y artritis. Más bien es un síntoma paralelo. El mismo problema subyacente de la inflamación crónica que hace que las células grasas se hinchen y las células inmunitarias invadan el tejido adiposo es también el principal impulsor de la inmensa mayoría de lo que consideramos «enfermedades del envejecimiento».

De hecho, en los últimos años los expertos incluso han acuñado un término para las innumerables formas en que la inflamación causa envejecimiento prematuro, y de paso sienta las bases para todo, desde el cáncer hasta los accidentes cerebrovasculares y las enfermedades autoinmunes: «envejecimiento inflamatorio».

La buena noticia es que no tenemos que preocuparnos por muchas enfermedades diferentes a medida que envejecemos. Solo tenemos que preocuparnos por una.

Si podemos mantener baja la inflamación (alimentando y nutriendo un microbioma saludable gracias a una dieta variada, basada en plantas y rica en proteínas, y ejercicio moderado), podemos empezar a reducir de forma significativa nuestro riesgo de padecer más de cien enfermedades diferentes, incluidas las principales responsables de muertes, como el cáncer y las enfermedades cardiacas, y problemas menos aterradores aunque muy desafortunados, como la artritis reumatoide, la enfermedad celiaca, la psoriasis, la enfermedad de Crohn, la enfermedad de Raynaud, el síndrome de las piernas inquietas, la colitis ulcerosa y la endometriosis.

Mira todo lo que ganarás siguiendo este programa y las muchas maneras en que mejorará tu vida en los próximos años.

Controla las cardiopatías

Todos sabemos que la obesidad aumenta el riesgo de sufrir enfermedades cardiacas, pero ¿por qué exactamente?

Podrías pensar que es solo una cuestión mecánica: a medida que acumulamos más peso, el corazón tiene que bombear más fuerte y empujar más sangre. Bien, así es, pero lo mismo sucede con los deportistas de élite, los culturistas y las personas muy corpulentas por naturaleza. Nadie mira a LeBron James o a Dwayne Johnson y dice: «Este tío es un infarto andante».

No es el tamaño lo que nos predispone a los infartos, sino la forma en que se comportan nuestras células grasas después del Big Bang del que hablamos en el capítulo 1. Es el ataque de la inflamación.

Como hemos visto antes, la inflamación irrita las diversas células del cuerpo. En el tejido adiposo, las células grasas irritadas piden ayuda y los macrófagos acuden rápidamente, lo que solo provoca más inflamación, además de aumentar el tamaño de la barriga.

Y lo mismo sucede en todo el sistema circulatorio. A medida que la diversidad microbiana disminuye y las bacterias nocivas toman el control, el revestimiento del intestino se inflama, lo que permite que los microbios y los diversos subproductos tóxicos del intestino se filtren en el torrente sanguíneo. Al mismo tiempo, la inflamación hace que las células grasas se llenen hasta reventar, momento en el que los ácidos grasos también pueden filtrarse en el torrente sanguíneo. Estos dos factores provocan irritación en el revestimiento de los vasos sanguíneos, lo que da lugar a la formación de placa (un trastorno conocido como aterosclerosis) y proporciona un punto de partida para la formación de obstrucciones. O bien la placa puede crecer hasta desprenderse y viajar por el torrente sanguíneo hasta alojarse en un vaso que va al corazón. Cualquiera de estas dos situaciones puede desencadenar un infarto o, si la obstrucción tiene lugar en el cerebro, un ictus.

«La aterosclerosis es una enfermedad inflamatoria crónica», escribieron hace poco unos investigadores en el *International Journal of Molecular Disease*. (¿Recuerdas que antes hemos dicho casi exactamente lo mismo sobre la obesidad?). Al igual que la grasa de la barriga, la placa de las arterias está formada no solo por sustancias grasas, sino también por miles de millones de células inmunitarias que la inflamación activa y aviva. Las células inmunitarias del torrente sanguíneo capturan el colesterol que flota en la sangre y lo adhieren a las arterias encapsulándolo en trozos sólidos. Los investigadores incluso han demostrado que el uso de un antiinflamatorio selectivo llamado canakinumab reduce la tasa de eventos cardiacos recurrentes entre las personas que han sufrido un infarto. Y la mayoría de las intervenciones médicas habituales en enfermedades cardiacas, incluidos los betabloqueantes beta y las estatinas, son de naturaleza antiinflamatoria.

Así pues, no es casualidad que todas las cosas que se consideran buenas para el corazón (mucha fruta y verdura, ejercicio habitual, grasas saludables y reducción del estrés) también lo sean para el microbioma. Algunos alimentos aumentan la inflamación, pero probablemente ya sepas cuáles son. Son los mismos sobre los que te han advertido todos, desde el dentista hasta el cardiólogo. En un estudio se hizo un seguimiento a 2.735 hombres y mujeres a partir de los cuarenta y nueve años. Durante los trece años siguientes, las mujeres que comían más alimentos azucarados y menos fibra tenían 2,9 veces más probabilidades de morir a causa de enfermedades inflamatorias, como las cardiopatías.

Frena la diabetes

A medida que los lípidos y otras toxinas se filtran en el torrente sanguíneo, lo que puede provocarnos cardiopatías y accidentes cerebrovasculares, extienden la inflamación por todo el cuerpo. Los lípidos empiezan a acumularse en el hígado y los músculos, una afección conocida como «lipotoxicidad», porque estos ácidos grasos son literalmente veneno. El hígado se inflama y pierde eficacia para procesar no solo el colesterol, sino también la insulina, y para almacenar el exceso de azúcar en sangre. Los músculos se vuelven más débiles, más «marmóreos» y, como el hígado, también se vuelven menos eficaces para almacenar el exceso de azúcar en sangre.

El daño a estos dos puntos fundamentales de almacenamiento de azúcar en la sangre significa que hay más azúcar flotando en el torrente sanguíneo, lo que supone que el páncreas tiene que bombear más insulina para manejar la afluencia. Pero la inflamación también daña los receptores de insulina del cuerpo, y esto nos hace menos eficientes a la hora de convertir el azúcar en energía, un trastorno conocido como resistencia a la insulina. Con menos lugares para almacenarlo y una capacidad reducida para convertirlo en energía, el cuerpo solo tiene una opción: dirige todo ese exceso de azúcar hacia las células grasas del abdomen, que siguen hinchándose, lo que crea aún más inflamación. Los macrófagos siguen acumulándose en el tejido adiposo, lo que responde pero también contribuye al aumento de la inflamación. Segregan sustancias inflamatorias que interfieren aún más con la señalización de la insulina y promueven mayores niveles de resistencia a ella. A medida que se dirige más energía a las células grasas, estas se estresan y mueren; al morir, los macrófagos se reúnen a su alrededor y crean lo que se denomina «estructuras en forma de corona», que son básicamente halos de inflamación que rodean el tejido adiposo muerto.

Muchos de los tratamientos para la diabetes más recetados, como la metformina, tienen propiedades antiinflamatorias y han demostrado lo poderosa que puede ser la lucha contra la inflamación. De hecho, varios metaanálisis de estudios han descubierto que las personas que toman metformina para tratar la diabetes viven más tiempo y sufren menos enfermedades del envejecimiento (incluidas las cardiopatías, el cáncer y el deterioro cognitivo) que la población general, incluso que las personas que no tienen diabetes.

Aumenta tu resistencia a enfermedades infecciosas

Toda esta toxicidad que recorre tu cuerpo mantiene tu sistema inmunitario en alerta máxima, que es la definición misma de la inflamación crónica. Tu cuerpo está convencido al millón por ciento de que lo están atacando. Y así es, pero desde dentro.

Imagina una empresa de ambulancias que no tiene un momento de descanso. Los técnicos de emergencias corren de acá para allá para recoger su equipamiento y se dirigen a una emergencia tras otra solo para descubrir que todas son falsas alarmas.

La pérdida de recursos de la empresa es tremenda. Al poco tiempo, las ambulancias empiezan a quedarse sin gasolina, el equipamiento empieza a desgastarse y los técnicos de emergencias empiezan a perder el entusiasmo, así que cuando suene otra alarma, puede que no reaccionen con tanta eficiencia ni eficacia como una ambulancia con técnicos bien preparados y equipados. Es una buena analogía de tu sistema inmunitario con inflamación crónica. Tu cuerpo está tan ocupado gestionando estas crisis continuas de bajo nivel que cuando se produce una emergencia real no tiene los recursos para responder con la eficacia que desearías.

En los últimos tiempos se ha investigado cómo la obesidad y su compañera silenciosa, la inflamación, afectaban a los resultados de unos 150.000 pacientes con la COVID-19. Los que tenían un índice de masa corporal (o IMC, una medida del peso corporal) de 30 a 34,9 (justo por encima del umbral de obesidad) tenían un 7 % más de probabilidades de ser hospitalizados y un 8 % más de morir que las personas con un peso saludable. Pero a medida que aumentan el peso y la inflamación, el riesgo también aumenta. Las personas con un IMC de 45 o más tenían un 33 % más de probabilidades de ser hospitalizadas y un 61 % más de morir. Las personas con obesidad tienen más probabilidades de contraer un caso grave de gripe y también de morir a causa de ella, y a menudo son contagiosas durante más tiempo que las personas con un peso saludable.

Como hemos visto, la inflamación también daña nuestra capacidad de procesar la leptina, la hormona que ayuda a controlar el apetito, una de las varias formas furtivas en que la grasa hace que acumulemos más grasa. Pero la leptina también desempeña un papel en el sistema inmunitario, porque ayuda a regular las células T protectoras, la primera línea de defensa contra un nuevo invasor. Diversos estudios muestran que, a medida que aumenta el IMC, la cantidad de células T en el torrente sanguíneo disminuye, lo que dificulta nuestra capacidad no solo de combatir infecciones, sino también de curar heridas. Nos volvemos más propensos a sufrir infecciones cutáneas, del tracto urinario y del hígado. Nos volvemos más susceptibles a ataques bacterianos, víricos e incluso fúngicos. Y si nuestro distraído sistema inmunitario no reconoce a estos invasores externos, también puede no reconocer otras amenazas.

¿Puede este aparato ayudarte a gestionar el microbioma?

¿Qué pasaría si pudieras tener a un especialista en diagnóstico de primer nivel controlando tu cuerpo las veinticuatro horas del día, los siete días de la semana, y detectando problemas de salud mucho antes de que aparecieran los síntomas? ¿Y a un entrenador físico y nutricional que pudiera decirte exactamente cómo va a reaccionar tu cuerpo a la próxima comida y cuál es el mejor momento para hacer ejercicio y conseguir los máximos beneficios? ¿Y si ese médico de bolsillo también pudiera controlar el azúcar en sangre, el colesterol, la tensión arterial e incluso los niveles de estrés, y decirte con todo detalle qué hacer en las siguientes horas para tenerlo todo bajo control?

Parece algo sacado de la serie *Billions* o de *Succession*, pero no es necesario ser un maestro del universo para tener un entrenador físico siempre a tu lado. Los monitores continuos de glucosa (MCG) son cada vez más populares como una forma de entender cómo reacciona nuestro cuerpo al mundo que nos rodea. Y aunque en un principio se desarrollaron para ayudar a los diabéticos a controlar sus niveles de glucosa sin necesidad de pincharse cada vez en un dedo, cada vez son más las personas no diabéticas que utilizan estos dispositivos para obtener información sobre su salud y su microbioma. Empresas como Nutrisense, Levels y January AI utilizan los MCG para detectar problemas de salud más importantes.

«Cuando vayas al médico, te tomará un montón de datos, pero esos resultados se compararán con la media de la población, no con tu fisiología particular», dice el doctor Michael Snyder, director del Center for Genomics and Personalized Medicine de la Universidad de Stanford y cofundador de January AI. Pero un MCG puede comparar tu estado actual con tu estado cuando estás sano y detectar de forma instantánea cuándo algo no va bien. En el momento en que escribo este libro, un estudio en curso de 109 personas que utilizaron January AI ha descubierto 49 problemas de salud diferentes en esa cohorte, incluidos cánceres y problemas cardiacos, antes de que los síntomas fueran evidentes. De hecho, January AI pudo detectar infecciones por COVID-19 en usuarios una media de cuatro días antes de la aparición de los síntomas. (El dispositivo incluso detectó que Snyder tenía la enfermedad de Lyme antes de que aparecieran los síntomas).

Snyder dijo que, como cada persona tiene un microbioma distinto, reacciona de forma diferente a determinados alimentos. Al construir un «modelo» de tu cuerpo, el January IA puede identificar qué alimentos te elevan los niveles de glucosa y cuáles no. También puede controlar cómo las fibras vegetales interactúan con tu microbioma. Por ejemplo, sabemos que la avena supuestamente reduce el colesterol, pero ¿cómo? «Todo el mundo pensaba que el arabinoxilano [el tipo de fibra que se encuentra en la avena integral, así como en el trigo, la cebada y otros cereales] se une directamente al colesterol —dijo Snyder—, pero ahora creemos que promueve las bacterias que metabolizan el colesterol en ácido biliar».

Lo que estamos aprendiendo de estos MCG es que nuestros microbiomas únicos pueden maximizarse comiendo una amplia variedad de fibras y observando cómo reacciona nuestro cuerpo. Y eso es especialmente cierto para uno de cada tres prediabéticos. (¿No es tu caso? No estés tan seguro. Según Snyder, alrededor del 80 % de las personas prediabéticas no lo saben). La insulina está controlada por el páncreas, mientras que las hormonas que la estimulan las producen las células epiteliales del colon. Y ese es el patio del recreo del microbioma.

Acabar con el cáncer

Mientras tu sistema inmunitario sigue bombeando compuestos inflamatorios (un intento de combatir el fuego con fuego), pierde la capacidad de medir y de responder a peligros reales. Le cuesta detectar las células enfermas que crecen sin control, lo que explica que la obesidad se correlacione con cánceres de mama, útero, ovario, esófago, estómago, colon, hígado, vesícula biliar, páncreas, riñón y tiroides, entre otros.

Y un sistema inmunitario confundido es solo uno de los factores del dramático aumento del riesgo de cáncer a consecuencia de una inflamación descontrolada. Una de las cosas que hace el cuerpo para combatir el daño a los tejidos, que es lo que sucede en el abdomen cuando las células grasas se hinchan, es producir especies reactivas de oxígeno y nitrógeno (RONS), que quizá conozcas por el nombre más común «radicales libres». Estas moléculas ayudan a reparar y regenerar tejidos, pero también pueden dañar el ADN y producir mutaciones que pueden provocar cáncer.

El cuerpo está constantemente descomponiendo, reconstruyendo y duplicando el ADN. Pero a medida que envejecemos, las células empiezan a tener más dificultades para reparar bien el ADN. Piensa en una fotocopiadora que está quedándose sin tinta. Cada vez resulta más difícil leer los mensajes codificados en el documento. Los errores se duplican y, en lugar de la hoja de ruta original y saludable que nos marcaron al nacer, recibimos una serie de instrucciones confusas. Un microbioma sano ayuda a contrarrestar este dilema creando metabolitos (compuestos como el butirato y otros) que mejoran la capacidad del cuerpo para reparar y reproducir correctamente su propio ADN. Y al reducir la inflamación, el microbioma puede ayudar a prevenir los daños en el ADN.

Abordar la inflamación es un campo de estudio prometedor para los investigadores del cáncer. En un estudio, los investigadores que probaron el fármaco antiinflamatorio canakinumab (el mismo que está investigándose como tratamiento para las cardiopatías) descubrieron que reducía la mortalidad por cáncer de pulmón en un 77 %.

Actuar contra las enfermedades autoinmunes

Volvamos por un segundo a la empresa de ambulancias. Todos esos frenéticos técnicos de emergencias (que representan tu sistema inmunitario) corriendo de forma caótica e intentando gestionar urgencias que en muchos casos no existen. Sin embargo, las sirenas suenan a todo volumen, las ambulancias corren y los técnicos de emergencias van de un lado a otro desquiciados. Es fácil darse cuenta de que algo se va a romper.

Es más o menos lo que sucede dentro del cuerpo cuando la inflamación crónica hace estragos, y ayuda a explicar uno de los fenómenos más desconcertantes de las últimas décadas: el dramático aumento de las enfermedades autoinmunes.

Probablemente hayas oído hablar muchas veces sobre las enfermedades autoinmunes durante la última década, y con razón. Celebridades como Selena Gomez y Kim Kardashian (ambas tienen lupus), y Venus Williams (síndrome de Sjögren, que causa sequedad en los ojos y dolor en las articulaciones) han hecho públicas sus luchas personales, y las enfermedades autoinmunes desempeñaron un papel en la muerte de estrellas más mayores, como Glenn Frey, el cofundador de los Eagles, y el cineasta y cómico Harold Ramis.

Las enfermedades autoinmunes se producen cuando esos técnicos de emergencias siempre sobrecargados se confunden e intentan hacer compresiones torácicas metafóricas en tejidos sanos. Una teoría respecto del aumento de estas enfermedades (entre las que se incluyen la artritis reumatoide, el síndrome del intestino irritable, la esclerosis múltiple, la psoriasis, la enfermedad de

Hashimoto y la diabetes tipo 1) es que nuestros microbiomas son cada vez menos diversos. El resultado es que la inflamación aumenta y las enfermedades autoinmunes se vuelven más frecuentes. Además, estamos expuestos a cada vez más sustancias químicas (en los alimentos, el agua que bebemos y el aire), y cualquiera de ellas puede desencadenar inflamación en algunas personas. Si sufres un problema autoinmune, probablemente no necesites que te convenzan del papel que desempeña la inflamación en tu salud. Lo único que tienes que hacer es observar cómo reacciona tu cuerpo al estrés intenso. No es raro que personas que tienen problemas como psoriasis o síndrome del intestino irritable bajo control sufran ataques de asma cuando se estresan. La razón es que en situaciones de estrés el cuerpo libera la hormona cortisol, que hace una serie de cosas muy útiles para eludir tigres con dientes de sable y hordas de visigodos merodeadores, pero no tan eficaces para cumplir con los plazos en el trabajo y negociar situaciones sociales difíciles. El cortisol dispara la tensión arterial, acelera el ritmo cardiaco, facilita la coagulación de la sangre y por supuesto aumenta los niveles de inflamación. Todos estos cambios son positivos cuando se prevé la necesidad de curar rápidamente cualquier herida provocada por mordeduras de tigre o espadas visigodas, pero no son muy útiles cuando el estrés es consecuencia de jefes cascarrabias, niños que gritan o un embotellamiento en la carretera.

Por cierto, se ha demostrado que el estrés crónico daña el microbioma. En el capítulo 5 veremos algunos métodos para controlarlo.

Crecer fuerte, no frágil

Donde primero se detecta la fragilidad no es en los huesos frágiles, los músculos atrofiados o las articulaciones poco flexibles, sino en el microbioma. En un estudio, los investigadores observaron los microbiomas de 728 parejas de gemelas de entre cuarenta y dos y ochenta y seis años. Descubrieron que, cuanto menos diverso era el microbioma de una mujer, mayor era su puntuación en un índice de fragilidad que medía aspectos como la necesidad de ayuda para levantar objetos, subir y bajar escaleras o vestirse. Los investigadores analizaron los microbiomas intestinales y otros datos de 9.000 personas de entre dieciocho y ciento un años. Descubrieron que aquellas cuyos microbiomas se diversificaban con la edad gozaban de mejor salud y vivían más tiempo que las que tenían intestinos menos diversos. Caminaban más deprisa, tenían niveles más bajos de colesterol LDL (malo), niveles más altos de vitamina D y niveles más altos de determinados metabolitos sanguíneos, creados por microbios intestinales, que ayudaban a reducir la inflamación.

Ah, y otra ventaja más: las personas con mayor diversidad en el microbioma también tenían menos probabilidades de morir durante el transcurso del estudio.

Seis formas sorprendentes en que el crecimiento de la barriga cambia el cuerpo

En este capítulo hemos hablado exclusivamente de todas las cosas que suceden dentro de tu cuerpo a medida que la barriga crece y aparece la inflamación, pero, aunque dentro de ti el caos es invisible, los efectos más importantes son evidentes en el espejo. La grasa abdominal provoca cosas bastante raras en tu físico:

La grasa abdominal te desplaza las orejas. Cuando eras más joven, tenías las orejas por encima de los hombros, exactamente donde deberían estar. De hecho, cuando estamos erguidos, las orejas, los hombros, las caderas, las rodillas y los tobillos deberían estar alineados. Es la postura en la que pensamos cuando imaginamos a un deportista sano y en forma saliendo al campo de juego. Pero con la edad, puede que observes que tienes las orejas varios centímetros por delante de los hombros y que se te encorva un poco la nuca. Solemos culpar de esta postura al exceso de tiempo que pasamos sentados mirando la pantalla del ordenador, pero esta postura con la cabeza adelantada era frecuente mucho antes de que Jobs, Gates y Dell nos convencieran de que necesitábamos ordenadores en todos los hogares. La provoca la grasa del abdomen. A medida que la barriga aumenta, el centro de gravedad se desplaza y el cuerpo lo compensa cambiando la postura para no caer hacia adelante.

La grasa abdominal hace que sobresalga el trasero. A medida que el abdomen se extiende, la pelvis se inclina hacia delante para adaptarse al cambio de peso y el trasero sobresale hacia afuera. A esto se le llama rotación pélvica. Los músculos del estómago se estiran y se alargan, lo que los debilita y permite que sobresalga más estómago. Los flexores de la cadera, que bajan por el costado del hueso de la cadera y se conectan con la rodilla (los utilizas para levantar la rodilla como si estuvieras en una banda de marcha), se acortan, mientras que los músculos isquiotibiales y los de los glúteos se tensan y estiran, lo que también los debilita.

La grasa abdominal provoca el «ensanchamiento de las costillas». ¿Qué es eso? La combinación de hombros encorvados, barriga expandida y pelvis inclinada hace que el pecho se hunda, lo que obstaculiza el diafragma. El cuerpo responde empujando hacia fuera las costillas inferiores, por lo que la zona situada justo debajo del pecho y de los brazos también parece expandirse. El torso suele tener forma de V, en la que la parte superior de la caja torácica, justo debajo de la clavícula, es la parte más ancha y va estrechándose a medida que desciende, pero a medida que se acumula grasa y se deteriora la postura, la parte inferior de la caja torácica se expande y nos hace parecer más pesados de lo que somos.

La grasa abdominal hace que camines raro. Muchos de los dolores de espalda, caderas y rodillas no tienen nada que ver con ellas. A medida que la barriga se expande y las caderas se inclinan hacia delante, se produce un tirón en los isquiotibiales, esos músculos grandes y largos de la parte posterior de los muslos que conectan con la zona lumbar, así como en la banda iliotibial (o ITB), una gran banda de tejido conjuntivo que recorre la parte exterior de los muslos y conecta las caderas con los laterales de la rodilla. Cuando los isquiotibiales y la ITB se extienden, tiran de la zona lumbar, la parte exterior de las caderas y varios puntos de la rodilla. Los dolores de rodillas, espalda y cadera no indican necesariamente que haya un problema en estos puntos; se trata simplemente de que la inclinación pélvica crea tensión y desequilibrios musculares que percibimos como dolor físico, de modo que cojeamos sin darnos cuenta de que es la barriga la que nos hace la vida imposible.

La grasa abdominal te hace más bajo. Antes se creía que tener kilos de más protegía la masa ósea, pero investigaciones recientes han demostrado que la grasa visceral inflamatoria aumenta el riesgo de osteoporosis y fractura ósea. La razón puede tener que ver con el hecho de que las personas que tienen más grasa visceral también tienen más grasa dentro de los huesos, en la médula. (La grasa abdominal hace que los huesos engorden por dentro). El tejido óseo se descompone y se reconstruye constantemente, pero la grasa visceral interfiere en el proceso de reconstrucción reduciendo los niveles de la hormona del crecimiento (GH) y del factor de crecimiento insulínico 1 (IGF-1), otra hormona que regula el uso de la hormona del crecimiento. A medida que disminuyen la GH y el IGF-1, también lo hace la capacidad del cuerpo para reconstruir los huesos y los músculos. La disminución de la calidad ósea es uno de los principales motivos por los que las personas se vuelven más bajas a medida que envejecen, ya que las vértebras se contraen y los tejidos conjuntivos se debilitan.

La grasa abdominal hace que los músculos se queden flácidos.
Lo llamamos «marmoleado» y es excelente cuando eliges un chuletón, pero no tanto cuando afecta a los músculos del cuerpo. Más grasa en los músculos significa menos fuerza y movilidad. De hecho, la infiltración de grasa en el tejido muscular puede explicar por qué perdemos fuerza con la edad, aunque no parezca que perdamos masa muscular. En pocas palabras, el músculo ya no es de tan alta calidad como antes. En un estudio de adultos mayores con antecedentes de caídas que empezaron un programa de entrenamiento de resistencia, solo los que tenían niveles bajos de grasa intramuscular pudieron mejorar significativamente su calidad muscular. Otro estudio descubrió que las personas con más grasa intramuscular tenían hasta un 80 % más de probabilidades de desarrollar limitaciones de movilidad durante los siguientes dos años y medio, en comparación con los que tenían menos vetas en los músculos. Los investigadores señalan una relación directa entre la grasa abdominal inflamatoria y la grasa muscular inflamatoria; ambas envían citoquinas que dañan el tejido que las rodea.

5

Escuchar la conversación
entre tu barriga y tu cerebro

¿Quieres estar más contento y más tranquilo
sin esfuerzo, y a la vez reducir el riesgo
de deterioro cognitivo?
Conocemos a cien billones de amigos
que pueden ayudarte.

Imagina que entras en la consulta de un psicólogo, te reclinas en un gran sillón de cuero junto a una caja de pañuelos convenientemente colocada y escuchas al terapeuta hacerte la famosa pregunta inicial: «Hábleme de su microbioma».

Podría ser un enfoque más eficaz (aunque menos catártico) para cambiar tu forma de pensar que limitarte a culpar de todo a tus padres. De hecho, hace poco unos investigadores identificaron trece especies diferentes de microbios intestinales que pueden aumentar el riesgo de sufrir depresión. Descubrieron que las diferencias en los intestinos de las personas con y sin trastornos del estado de ánimo eran tan sorprendentes que simplemente leyendo la composición del microbioma de un individuo podían diagnosticar si estaba deprimido o no.

¿Nos negaron estas bacterias su amor en un momento difícil de nuestra infancia? ¿Nos asfixiaron con su sobreprotección? No, pero algunos microbios desempeñan un papel importante en la síntesis de sustancias químicas reguladoras del cerebro que influyen mucho en el estado de ánimo. Y al determinar los niveles de inflamación en el cuerpo, los microbios intestinales ayudan a determinar cómo dormimos y cómo reaccionamos ante el estrés, y desempeñan un papel en la memoria, el estado de ánimo y la función cognitiva. La salud del microbioma y su capacidad para metabolizar adecuadamente los alimentos se ha relacionado con todo, desde el síndrome de fatiga crónica hasta el síndrome de piernas inquietas, desde el autismo hasta la esquizofrenia, y desde el alzhéimer hasta el alcoholismo.

Y eso está abriendo una nueva e interesante línea de posibles tratamientos para enfermedades cerebrales. En una revisión de 2020, los investigadores analizaron veintiocho estudios que incluían un trasplante de microbiota fecal (TMF) entre personas con enfermedades psiquiátricas y sin ellas. En los estudios, las personas que sufrían ansiedad y depresión tuvieron menos síntomas después de recibir trasplantes de pacientes sanos. Pero también sucedió lo contrario: cuando a pacientes sanos se les hacía un TMF de personas deprimidas y angustiadas, los individuos sanos también se deprimían y se angustiaban.

En otras palabras, la depresión y la ansiedad pueden ser contagiosas.

Se contagian por la caca.

El intestino decide si estás contento o triste

Seguro que alguna vez has sentido mariposas en el estómago cuando has tenido que hablar en público, o quizá has sentido cierto mareo al enfrentarte a una verdad desafortunada. Esas «corazonadas» no son una broma de tu mente, sino un fenómeno real.

El microbioma y el cerebro están en contacto constante a través del sistema nervioso entérico (SNE), un segundo cerebro, por así decirlo, formado por células nerviosas especializadas situadas en los tejidos del tubo digestivo. El SNE envía señales al cerebro principal para indicar no solo cuándo tenemos hambre o cuándo estamos llenos, sino también cuándo sentimos náuseas, nervios o abandono. Más del 90 % de la serotonina del cuerpo (el neurotransmisor que estimulan los antidepresivos) se produce en el intestino el SNE, que también interviene en la creación de dopamina, la hormona de «recompensa» que hace que las sensaciones placenteras perduren. Esas sensaciones, buenas y malas, se originan en el microbioma. A medida que los microbios mastican fibras vegetales, producen ácidos grasos de cadena corta (AGCC), compuestos que activan determinados receptores del nervio vago, el nervio más grande del cuerpo, que desciende desde el cerebro hasta el tracto intestinal. El nervio vago modula una amplia gama de procesos físicos y psicológicos, como la digestión, la inflamación y el estado de ánimo. La acción del microbioma sobre el nervio vago estimula la oxitocina, la hormona del «amor», que nos impulsa a establecer vínculos con los demás. Este nervio gigante también desempeña un papel en la moderación del ritmo cardiaco y la respiración, además de influir en las hormonas que regulan la digestión y el apetito.

El nervio vago es como un freno del sistema nervioso en general; cuanto más activado está, más tranquilos y controlados estamos. Sin embargo, cuando el nervio vago detecta estrés, puede volverse menos activo, el ritmo cardiaco y el respiratorio aumentan y la actividad digestiva se ralentiza, lo que forma parte de la respuesta de «lucha o huida».

Pero un microbioma intestinal sano puede activar el nervio vago y calmar la respuesta al estrés. En un estudio francés, a los sujetos se les administraron probióticos (una mezcla de microbios sanos) o un placebo. Los que recibieron los probióticos mostraron una reducción significativa de los niveles de angustia psicológica. En otro estudio, hombres y mujeres sanos que dijeron estar deprimidos recibieron probióticos o un placebo. Los que recibieron los probióticos mostraron una mejora de su estado de ánimo en el transcurso de las tres semanas siguientes (pero los que recibieron el placebo no).

¿Cómo es posible? El motor de la depresión, como de tantas otras enfermedades y trastornos, es la inflamación. Los estudios han demostrado que las personas a las que se les ha diagnosticado depresión suelen tener niveles elevados de marcadores inflamatorios en la sangre y el líquido cefalorraquídeo. De hecho, una forma en que actúan los antidepresivos es reduciendo la inflamación. Los estudios de pacientes tratados por depresión muestran que cuanto más altos son los niveles de inflamación al principio del tratamiento, menos probabilidades tiene el paciente de encontrar alivio. (Curiosamente, también se ha demostrado que la terapia conversacional ayuda a reducir la inflamación).

Esto ayuda a explicar por qué la depresión es más frecuente entre personas con enfermedades inflamatorias, desde asma y alergias hasta esclerosis múltiple y lupus. Entre los diabéticos, la probabilidad de depresión es dos veces mayor que entre los que no padecen esta enfermedad.

Un microbioma sano influye en el estado de ánimo no solo reduciendo la inflamación, sino también regulando a la baja la respuesta de «lucha o huida» y generando y regulando neurotransmisores que mejoran el estado de ánimo, como la serotonina. Un estudio descubrió que las personas cuyos intestinos eran ricos en una cepa concreta de bacterias intestinales mostraban niveles más altos de autoestima. Otros estudios han demostrado que la salud del microbioma podría influir en nuestra popularidad y en nuestras probabilidades de enamorarnos.

El microbioma meditativo

Unos investigadores que estudian la relación entre la atención plena y el microbioma tomaron muestras de heces y sangre de treinta y siete monjes budistas tibetanos que habían practicado meditación una media de dos horas diarias durante al menos tres años. A modo de comparación, también tomaron muestras de personas que vivían cerca de los monasterios y seguían dietas similares. Descubrieron que, en comparación con la población general, los microbiomas de los monjes estaban más poblados por bacterias específicas que se han relacionado con niveles más bajos de depresión y ansiedad, mientras que la sangre mostraba niveles reducidos de marcadores inflamatorios relacionados con enfermedades cardiovasculares.

Pero no es necesario que te enclaustres durante años para disfrutar de los beneficios de la meditación. En otro estudio, cuarenta y ocho sujetos con enfermedad inflamatoria intestinal se sometieron a nueve semanas de entrenamiento de atención plena y relajación-respuesta, participaron en una sesión de entrenamiento semanal y practicaron en casa entre quince y veinte minutos diarios. Mostraron una significativa disminución de los síntomas, así como una reducción de la ansiedad y una mejor calidad de vida.

El intestino decide: función cognitiva y riesgo de alzhéimer

No hay diagnóstico más aterrador que la enfermedad de Alzheimer. Cualquiera que haya visto a un ser querido desaparecer lentamente ante sus ojos sabe que la demencia es un ladrón despiadado. Sin embargo, la ciencia moderna, que ha hecho enormes avances en la mejora de los resultados de las personas con diabetes, enfermedades cardiacas, cáncer y otras enfermedades del envejecimiento, ha resultado ser bastante inepta en el tratamiento del alzhéimer. ¿Por qué? Una razón podrían ser los niveles de inflamación descontrolados.

«Hay una epidemia de enfermedades relacionadas con la inflamación —dijo la doctora Shilpa Ravella, gastroenteróloga y profesora adjunta de medicina del Medical Center de la Universidad de Columbia, cuyo libro sobre inflamación se titula *A Silent Fire: The Story of Inflammation, Diet & Disease*—. Obesidad, hiperglucemia e hipertensión. Sabemos que la barrera hematoencefálica es permeable y que la inflamación del cuerpo puede desplazarse al cerebro».

El aumento de la permeabilidad de la barrera hematoencefálica es una característica distintiva de la enfermedad de Alzheimer. Ravella dijo que una teoría al respecto es que, a medida que las células del cerebro se inflaman, pierden eficacia para almacenar información. De ahí la pérdida de memoria y la aparición de demencia.

«El microbioma intestinal es un excelente controlador de la inflamación —dijo Sidhanth Chandra, investigador de la Facultad de Medicina Feinberg de la Universidad Northwestern, autor principal de un artículo reciente que analiza el estado actual de la investigación sobre la relación entre la enfermedad de Alzheimer y el microbioma—. Cuando existe inflamación y cambios prolongados en el microbioma, las toxinas de las bacterias del intestino activan las células inmunitarias tanto fuera como dentro del cerebro». Una teoría actual sobre por qué las personas con alzhéimer muestran una acumulación de ovillos de proteínas en el cerebro es que estas proteínas, en lugar de ser la causa de la demencia, son solo la prueba residual. Chandra me dijo que normalmente las células inmunitarias del cerebro, llamadas microglía, ayudan a eliminar estos ovillos, pero cuando la microglía se agota de luchar contra la inflamación, no se le da tan bien deshacerse de los restos.

Algunas investigaciones sugieren que los compuestos generados por la microbiota intestinal también pueden desplazarse al cerebro a través del nervio vago, y que esta vía puede explicar aún más la relación entre el intestino y el cerebro. (Incluso algunas pruebas sugieren que el cerebro tiene su propio microbioma, aunque los investigadores todavía están estudiando esta posibilidad).

Y en un estudio innovador de 2023, investigadores de la Universidad de Pensilvania descubrieron que la influencia del microbioma en los niveles de serotonina puede ser la causa de una afección médica confusa: el COVID prolongado, un síndrome definido por confusión mental, depresión, cansancio y muchos otros síntomas que persisten durante meses o incluso años después de que el virus que causa la COVID haya quedado eliminado del torrente sanguíneo.

Los investigadores descubrieron que las personas con síntomas prolongados de COVID seguían teniendo restos del virus en el intestino, así como niveles reducidos de serotonina. Supusieron que el virus interfería en la capacidad del microbioma para regular la serotonina y creaba una situación en la que los afectados eran incapaces de retener nuevos recuerdos y de deshacerse de la depresión pos-COVID.

Pero al margen de cómo se comuniquen los bichitos del estómago con el cerebro, sabemos que esta conversación es continua (y fundamental) y que el microbioma intestinal de las personas con alzhéimer es significativamente diferente del microbioma de las personas con la mente sana. Un estudio analizó a veinticinco personas con alzhéimer y a veinticinco sin. Los investigadores descubrieron que los enfermos tenían un microbioma intestinal menos diverso que las personas con el cerebro sano. Otros estudios sobre el cerebro y el intestino han llegado a la misma conclusión. En una revisión de las publicaciones de la revista *Nutrition Reviews*, los investigadores descubrieron que «modular el microbioma intestinal mediante intervenciones nutricionales concretas y el uso de prebióticos y probióticos podría ser una estrategia eficaz para reducir el nivel de inflamación crónica y [proteínas amiloides] relacionadas con [la enfermedad de Alzheimer], y posiblemente prevendría o mejoraría los síntomas [de alzhéimer]».

Y en un metaanálisis de cinco estudios en los que participaron casi trescientos pacientes, publicado en una edición de 2020 de la revista *Aging*, se descubrió que los probióticos mejoraban el rendimiento cognitivo en personas con alzhéimer o deterioro cognitivo leve, además de reducir los niveles de inflamación.

Por desgracia, los probióticos que se utilizan en estudios científicos como estos son totalmente distintos de los que se pueden comprar sin receta. Los estudios científicos suelen utilizar cepas concretas de bacterias en dosis mucho más altas y de una calidad mucho más controlada que las que compramos en las tiendas. Por eso Ravella me dijo que la dieta es tan importante para curar el microbioma, combatir la inflamación y prevenir el deterioro cognitivo.

«Cuando se toma una pastilla de probióticos, recibes varias cepas diferentes de bacterias —me explicó. (De hecho, los probióticos de venta libre están legalmente limitados a solo tres cepas comunes)—. Pero cuando se ingiere un alimento probiótico [como el yogur o el chucrut], se tiene una amplia gama de bacterias que se han desarrollado juntas».

«Igual de importante para la salud del cerebro es la diversidad de la dieta», me dijo Ravella, y añadió que en la actualidad vive en Hawái en parte porque sus vastos recursos naturales (desde muchas oportunidades para disfrutar del aire libre hasta la amplia variedad de frutas y verduras exóticas) ofrecen un estilo de vida especialmente saludable para el microbioma. «La fruta aquí en Hawái es increíble. La papaya cae de los árboles y tenemos esos pequeños plátanos llamados plátanos manzana, así como manzanas de montaña y carambola».

Se ha demostrado que aumentar la variedad y el volumen de alimentos integrales en la dieta es una fuerte defensa contra el deterioro cognitivo. Según un estudio de 2022 publicado en *JAMA Neurology*, los adultos de cincuenta años o menos que consumían el 20 % de sus calorías de alimentos ultraprocesados mostraban una tasa de deterioro cognitivo un 28 % más rápida y una tasa de deterioro de la función ejecutiva un 25 % más rápida que los que consumían cantidades más bajas. Otro estudio publicado el mismo año analizó a 1.070 adultos de sesenta años o más y descubrió que los que comían más alimentos ricos en fibra mostraban mayor función cognitiva que los que comían menos.

Los investigadores buscan ahora formas de mejorar la salud del cerebro utilizando esta relación entre la fibra, el microbioma y la mente. En un estudio se trató a 818 personas diagnosticadas de alzhéimer con un placebo o con un prebiótico adaptado llamado GV-971 (una mezcla de fibras vegetales creada para alimentar y estimular el crecimiento de microbios saludables para el cerebro). Las que recibieron el prebiótico mostraron mejoras significativas en la cognición durante las treinta y seis semanas del estudio, así como niveles reducidos de inflamación en el cerebro.

Los científicos también pueden mostrar avances en el tratamiento de la enfermedad en estudios con animales. Cuando se trató con probióticos a ratones que tenían una mutación relacionada con el alzhéimer, mostraron mejor rendimiento en las pruebas de reconocimiento, reducción del daño cerebral, disminución de la acumulación de placas en el cerebro y reducción de la inflamación. En otro estudio con ratones criados para desarrollar alzhéimer, los que recibieron prebióticos ricos en fibra mostraron no solo un microbioma intestinal más sano, sino también disminución de los defectos cognitivos y mayor activación de las células inmunes en el cerebro.

Los trasplantes de microbiota fecal también pueden ofrecer una vía futura para tratar enfermedades cerebrales mejorando el microbioma. Cuando los ratones con alzhéimer recibieron trasplantes de ratones sanos, mostraron menores señales de daños cerebrales relacionados con la enfermedad y mejor rendimiento en las pruebas cognitivas.

Dicho esto, el campo de estudio que relaciona el microbioma intestinal con el alzhéimer y otras enfermedades cerebrales está «aún en sus primeras etapas», me dijo hace poco el doctor Richard Isaacson, director del Centro para la Salud Cerebral de la Universidad Atlántica de Florida, pero ya ha observado una correlación significativa y demostrable entre la salud del microbioma oral y la inflamación cerebral.

«Hemos empezado a centrarnos en el seguimiento del microbioma oral identificando a personas con marcadores inflamatorios en sus análisis de sangre que también tienen otros factores de riesgo [de enfermedad cerebral] —me dijo—. Teníamos un paciente cuyos análisis de sangre mostraban inflamación persistente y lo enviamos a un especialista en salud bucal». El paciente tenía bastantes problemas periodontales: encías sangrantes, espacios entre los dientes y las encías, y mala higiene bucal. Después del tratamiento, «en seis meses se redujo la inflamación, incluso el colesterol —me comentó Isaacson—. Así que tenemos pruebas directas de que el microbioma oral, por ejemplo, puede afectar directamente a la inflamación», y por lo tanto determinar el riesgo de alzhéimer y otros problemas de salud cerebral.

Las investigaciones recientes también han relacionado el microbioma con la aparición de la enfermedad de Parkinson. Investigadores de la Universidad de Alabama en Birmingham han descubierto que dos microbios, el *Lactobacillus* y el *Bifidobacterium*, están sobrerrepresentados en los intestinos de las personas con párkinson. Y he aquí otra razón por la que intentar reequilibrar su microbioma con pastillas no es buena idea: son también los microbios más frecuentes en los probióticos de venta libre.

El intestino decide cómo vas a dormir esta noche

Uno de los mayores riesgos identificables del alzhéimer es la alteración del sueño. Las personas que padecen esta enfermedad suelen presentar trastornos del sueño y desregulación del reloj interno, y las que tienen problemas para dormir en la edad madura son más propensas a desarrollar la enfermedad en el futuro. La calidad del sueño está determinada en buena medida por los bichitos que tenemos en el estómago.

Cuando te metes en la cama por la noche, el microbioma activa las células inmunitarias de los intestinos para que produzcan una variedad de compuestos que inducen el sueño no REM, el sueño profundo y curativo que llega al principio de la noche. (El cortisol, la hormona del estrés, impide que el sistema inmunitario sintetice estos compuestos, y por eso tenemos problemas para conciliar el sueño cuando estamos angustiados).

Pero cuando el microbioma se vuelve disfuncional, puede producir niveles más elevados de estos compuestos, lo que tiene el efecto contrario: no solo nos impiden conciliar el sueño al principio de la noche, sino que también aumentan nuestros niveles de depresión y ansiedad, deterioran la memoria a largo plazo y aumentan nuestra sensibilidad al dolor. Y así comienza un ciclo de mal sueño que altera aún más el microbioma. En un estudio publicado en la revista *Gut Microbes*, los investigadores descubrieron que la frecuente interrupción del sueño puede conducir de forma indirecta a desequilibrar el microbioma, porque altera los hábitos alimentarios y de estilo de vida, lo que nos coloca en el camino hacia el alzhéimer.

Dormir mal aumenta la inflamación en el cuerpo, pero un microbioma sano puede ayudar a superarlo. Varios estudios han demostrado que tratar a los pacientes que duermen con suplementos probióticos o prebióticos mejora el sueño REM y no REM.

El intestino decide si tomar esa segunda (o quinta) copa

Los investigadores que estudian el cerebro para entender por qué algunas personas se vuelven alcohólicas y otras no han encontrado una explicación inesperada de la adicción al alcohol y el síndrome de abstinencia: el microbioma.

Desde la década de 1980, los investigadores saben que el líquido intestinal de los alcohólicos suele contener más bacterias nocivas como *E. coli* o *Salmonella* que el de los no alcohólicos. En 2014 los investigadores descubrieron que las alteraciones en el microbioma de los alcohólicos y la consiguiente disminución de la integridad de la barrera intestinal (es decir, el intestino permeable) pueden provocar depresión, ansiedad y deseo de alcohol. Las personas con trastorno por consumo de alcohol producen menos ácido quinurénico (KYNA), un compuesto que se crea en el hígado, los riñones y los intestinos, y ayuda a proteger el cerebro y el sistema nervioso. Los niveles bajos de KYNA y otros compuestos protectores en el plasma sanguíneo se correlacionan con el deseo de alcohol y la depresión, así como con el aumento de determinadas bacterias intestinales poco saludables. Incluso entre los alcohólicos, el nivel de disfunción de los microbios intestinales y el síndrome del intestino permeable se correlacionan con el nivel de deseo de alcohol, depresión y ansiedad. Cuando los investigadores dividieron a los alcohólicos crónicos en grupos con mayores o menores niveles de intestino permeable y los mantuvieron sin consumir alcohol durante tres semanas, los que presentaban mayor nivel de permeabilidad intestinal también mostraron mayor nivel de depresión, ansiedad y deseo de alcohol. Este grupo también mostró los niveles más bajos de microbios antiinflamatorios saludables.

En un pequeño estudio de 2021 de veinte hombres con trastorno por consumo de alcohol y cirrosis, los investigadores hicieron a la mitad de los sujetos trasplantes de microbiota fecal de individuos sanos; la otra mitad recibió placebos. Entre los que recibieron los nuevos microbios, el 90 % comunicó a los seis meses que se había reducido su deseo de alcohol (frente al 30 % del grupo de control). Los hombres también mostraron mayor diversidad microbiana, niveles más bajos de compuestos inflamatorios, mejoras en la función cognitiva y mejores interacciones sociales.

La relación entre el alcoholismo y los microbios intestinales es difícil de precisar, por supuesto. ¿El abuso crónico de alcohol (además de una dieta poco saludable y otros factores de estilo de vida que lo acompañan) provoca daños en el microbioma? ¿O la composición de los microbios hace a algunas personas más susceptibles a volverse alcohólicas? En un estudio publicado en el *Journal of Medicinal Food*, los investigadores postulan que en entre un tercio y la mitad de todos los alcohólicos es el consumo de alcohol lo que altera el microbioma intestinal, agota las especies protectoras, aumenta la permeabilidad del intestino y provoca inflamación.

El intestino decide si tienes una vida social activa o eres solitario

Como el alzhéimer, el insomnio y la depresión, la soledad puede considerarse una afección inflamatoria.

En un estudio de 222 adultos mayores, los investigadores descubrieron que los que obtuvieron puntuaciones más altas en dos mediciones diferentes de la soledad también tenían niveles más elevados del marcador inflamatorio proteína C reactiva en la sangre, mientras que otro estudio de personas de entre dieciocho y noventa y dos años llegó al mismo resultado: estar aislado o sentirse solo se correlacionaba con niveles más altos de inflamación.

En parte tiene que ver con el hecho de que somos animales sociales. Evolucionamos para ser miembros de una tribu. Cuando nos sentimos excluidos, el cuerpo nos envía la señal de que estamos en peligro. La lucha o la huida toman el control, y la inflamación aumenta.

«La soledad es un problema de salud pública en los países occidentales —me dijo Ravella—. La soledad es uno de los mayores factores de estrés a los que nos enfrentamos en el mundo en términos de cosas que pueden inflamar el cuerpo. Debilita la inmunidad y es un factor de estrés crónico».

De hecho, como la inflamación causada por el aislamiento social dispara nuestro instinto de lucha o huida, sentirnos solos suele hacer que nos alejemos aún más de la sociedad. El aislamiento nos hace temerosos del mundo y de los demás.

Y la soledad también está estrechamente relacionada con el alzhéimer y otras formas de deterioro cognitivo. En un estudio publicado en 2022, los investigadores descubrieron no solo una relación clara entre el aislamiento social y la demencia, sino también que, entre personas que no tenían otros factores de riesgo, la soledad triplicaba el riesgo de desarrollar deterioro cognitivo en los diez años siguientes. También se relacionó con peor capacidad ejecutiva, menor volumen cerebral y mayor daño del tejido cerebral.

Es un círculo vicioso. La soledad nos estresa. El estrés causa inflamación. La inflamación hace que nos retraigamos aún más. Todo ello aumenta el riesgo de demencia. ¿Y en el centro de la lucha?

El microbioma.

Un estudio de 2020 midió a una cohorte de 655 sujetos en una escala de soledad, conocimientos y compasión. Los investigadores descubrieron que los que tenían niveles más altos de soledad y niveles más bajos de apoyo social también mostraban niveles más bajos de diversidad en el microbioma. Otros estudios han demostrado que cuanto más amplia y diversa sea la red social, más sano y diverso será el microbioma, mientras que la ansiedad y el estrés se correlacionan con menor diversidad.

«Creo que tener algún tipo de apoyo social es fundamental a cualquier edad y tanto si vivimos en pareja como si estamos solos, no solo para nuestra salud mental, sino también para la salud de nuestro microbioma —me dijo Ravella—, debemos mantenernos abiertos a conocer gente nueva. Debería recetarse en las consultas médicas».

Cómo utilizar el cerebro para cambiar el intestino y viceversa

Aunque el microbioma puede afectar mucho a nuestra función cognitiva y a nuestro estado emocional, la relación es mutua, sobre todo cuando se trata de gestionar el estrés.

Pensemos en la relación entre las úlceras y el estrés. Muchos estudios realizados en el siglo XX observaron relación entre los niveles de estrés declarados y el riesgo de desarrollar una úlcera. Los médicos especularon que el estrés provocaba un aumento de la acidez del estómago, lo que creaba agujeros en el revestimiento.

Desde entonces hemos descubierto que en realidad la causa de las úlceras es el crecimiento excesivo de una bacteria intestinal concreta, la *H. pylori*. Cuando crece sin control puede deteriorar el revestimiento intestinal. Pero resulta que la premisa original que relacionaba el estrés y las úlceras no estaba tan desencaminada. Investigaciones más recientes han demostrado que unos niveles más altos de estrés están relacionados con el crecimiento excesivo de *H. pylori*. Así pues, el estrés provoca úlceras, pero no como creíamos. Provoca úlceras porque altera el microbioma.

O pensemos en la relación entre el estrés y el sistema inmunitario. Se sabe que cuando estamos estresados es más probable que nos resfriemos. La razón puede estar en el intestino. Estudios llevados a cabo en estudiantes universitarios estresados durante la semana de exámenes finales mostraron cambios en el microbioma, incluida la reducción de determinadas bacterias que ayudan a regular el sistema inmunitario.

De modo que, aunque la salud del microbioma puede ser uno de los factores más importantes en la salud mental, la mente también tiene una capacidad única para curar el microbioma. Si controlas el estrés y sigues una dieta variada y rica en fibras vegetales, controlarás las claves del reino microbiano y mejorarás tus probabilidades de mantenerte despierto, concentrado y siempre contento.

Siete maneras de calmar el microbioma

El estrés puede destrozarte el cerebro en sentido figurado, pero también puede destrozarte literalmente el microbioma. Para ayudarte a protegerte a ti mismo y a sus cien billones de mejores amigos, hablé con Daniel Kirsch, presidente del Instituto Americano del Estrés, una organización sin ánimo de lucro de Weatherford (Texas), para que me diera sus mejores consejos sobre cómo relajarse rápidamente.

Levanta la mano. «La mejor manera de evitar que algo te corroa es abrirte y dejarlo salir. Pregúntale a un profesional o a un amigo de confianza qué opina del problema que te atormenta. Puede que no lo resuelvas de inmediato, pero no pasa nada. El simple hecho de hacer algo por resolverlo marcará la diferencia», me dijo Kirsch.

Tómate descansos para combatir el estrés. «Para cargar el teléfono tienes que enchufarlo —me dijo Kirsch—. Para cargar el cerebro tienes que desconectarlo». Aprovecha las oportunidades para concentrarte en una sola cosa. «Cuando te sientes a desayunar, concéntrate en disfrutarlo. No planifiques el día».

Utiliza el reflejo calmante. Cuando algo te moleste, relaja la mandíbula y sonríe para tus adentros. Después respira hondo, sin exagerar. (Deberías poder hacerlo sin que nadie se dé cuenta). «Visualiza aire caliente subiéndote por la planta de los pies, atravesándote el cuerpo y llenándote los pulmones», me dijo Kirsch. Esta técnica debería cortocircuitar rápidamente una reacción de estrés agudo.

Camina. Un largo paseo por la naturaleza sería fantástico, pero no siempre es posible. Bueno, Kirsch me dijo que el mero hecho de caminar un rato por el salón puede ayudarte a salir de un ciclo de estrés continuo.

Distráete. «Piensa en un bebé que llora. Para calmarlo, le damos algo nuevo con lo que jugar», me dijo Kirsch. Cuando estés angustiado, tómate un momento para buscar información sobre algo totalmente distinto de lo que te estresa, algo que no tenga sentido. «¿Quién tocaba la segunda guitarra en *Frampton Comes Alive?*» (Bob Mayo). «¿Qué estado tiene más invernaderos?» (Pensilvania).

Hazte la cama. El almirante William McRaven escribió un libro al respecto, pero a Kirsch le encantan los consejos. «Cuando empiezas el día haciéndote la cama, lo empiezas con una sensación de control y de hacer las cosas bien», me explicó.

Sé compasivo, no empático. Los cuidadores tienen el doble de depresiones graves que la población general. «Se llama fatiga por compasión —me dijo Kirsch—. A mis alumnos de medicina les digo: "No sintáis su dolor. Eso dejádselo a Bill Clinton". Ser compasivo y ser empático no son lo mismo. Debemos sentir compasión, pero también aislarnos un poco. No podemos permitirnos sentir el dolor de los demás».

6

La historia interna de tu barriga

El mundo moderno puede ser
un lugar inhóspito para los antiguos
microbios que viven en el intestino.
He aquí cómo protegerlos de forma natural.

Si quieres reforzar tus recursos financieros, puedes ir al banco y pedir un préstamo. En los próximos años, si quieres mejorar tu salud física en general, puede que tengas que pedir un préstamo a otro tipo de banco.

El banco de caca.

Espero que organicen un concurso para buscarle un nombre al banco de caca.

¿Wells Far-Go número dos?

¿Excrementos JP Morgan?

¿Algo que rime con Citibank, tal vez?

En realidad, ya tiene nombre oficial: The Microbiota Vault, un esfuerzo global para recoger, analizar y preservar microbiomas de todo el mundo, tiene su almacén en la ladera de una montaña de Suiza.

Almacenar muestras de recursos biológicos para preservar nuestra salud futura no es una idea nueva. The Svalbard Global Seed Vault de Noruega recoge muestras de semillas y granos de todo el mundo para evitar que se extingan. The Microbiota Vault hará lo mismo.

Excepto que lo que almacena no es comida, sino caca. La idea de un banco para almacenar heces parece extraña al principio, pero no lo es tanto si tenemos en cuenta el enorme papel que desempeñan los microbios de los intestinos en nuestra salud general y lo que parece estar sucediendo con esos microbios.

Hace unos años, unos científicos recogieron materia fecal fosilizada en unas cuevas del sudoeste de Estados Unidos. La atmósfera seca y la oscuridad de las cuevas habían contribuido a preservar estos restos de los cazadores-recolectores que vivieron en esa zona hace más de dos mil años, o al menos los restos de sus deposiciones, lo que permitió a los investigadores extraer ADN de la materia fecal fosilizada. Además, también recogieron muestras fecales contemporáneas de personas de todo el mundo, desde habitantes de ciudades industrializadas hasta tribus nómadas de África. Después compararon las cacas de los hombres de las cavernas con las muestras recogidas en todo el mundo moderno.

Los investigadores descubrieron que la mayoría de las especies de bacterias que aparecieron en las muestras milenarias también se encontraban en las muestras de las tribus nómadas actuales. Pero la friolera del 39 % de las especies encontradas en los restos de las cuevas no aparecía en los microbiomas de las personas que viven en las actuales sociedades industrializadas. «El microbioma humano industrial se ha desviado de su estado ancestral», concluyeron los investigadores.

No es un hallazgo nuevo. Los investigadores llevan décadas alertando de la falta de diversidad de nuestros microbiomas.

«En 2009 publicamos un artículo en el que constatábamos que el problema del microbioma es que estamos perdiendo diversidad por generaciones —me dijo la doctora María Gloria Domínguez Bello, microbióloga de la Universidad de Rutgers—. Y en los quince años transcurridos desde que lo publicamos, el problema no ha hecho más que empeorar».

De ahí la necesidad de un banco de cacas. Es posible que veas lo que dejas como desechos inertes, pero más de la mitad de tus cacas en realidad están vivas, están formadas por microbios vivos. (Lo demás son básicamente células desechadas del tubo digestivo). Los investigadores especulan que algún día podremos descubrir que un conjunto concreto de microbios es fundamental para tratar o prevenir determinadas enfermedades y que, a medida que nuestro microbioma natural se destruya, tendremos que retroceder en el tiempo para recuperar esos microbios de siglos pasados y encontrar la manera de volverlos a introducir en el cuerpo humano.

De hecho, los científicos aseguran que la falta de diversidad microbiana ya está causando estragos en nuestra salud, nuestra forma física y nuestro peso.

El parque nacional en tu cuerpo

Imagina tu cuerpo como un gran parque nacional, un Yosemite de ti.

Los billones de bacterias, virus y hongos que viven en tu cuerpo representan alrededor de diez mil especies únicas, y todas ellas desempeñan funciones concretas en la gestión de tu salud. Muchas de estas especies prosperan y crecen alegremente en el intestino; otras están al acecho en pequeñas cantidades hasta que surge la oportunidad de que florezcan. Estos microbios se adhieren a las paredes del tubo digestivo y dificultan que los patógenos y los microbios menos saludables encuentren un lugar donde establecerse. Descomponen las fibras alimentarias no digeribles y crean ácidos grasos de cadena corta (AGCC) que ayudan a regular nuestro sistema inmunitario, equilibran nuestras hormonas (incluidas las que controlan la sensibilidad a la insulina, el hambre y la saciedad) y crean la energía que utilizan las células del hígado y los músculos. Fabrican vitaminas, ayudan a controlar la tensión arterial e incluso metabolizan fármacos.

Estas diez mil especies únicas y diversas viven en armonía e interactúan entre sí (y contigo, su anfitrión) de maneras que la ciencia apenas empieza a entender. Cuando esa diversidad se altera debido a un cambio en la dieta, la introducción de patógenos nocivos o una sustancia química que daña el microbioma, los resultados pueden ser tremendamente impredecibles.

En su libro *Missing Microbes*, el doctor Martin Blaser, especialista en enfermedades infecciosas, explica que cambiar incluso un aspecto de un ecosistema diverso puede tener consecuencias dramáticas, inesperadas y a largo plazo:

> Hace setenta años, cuando eliminaron los lobos del Parque Nacional de Yellowstone, la población de alces se disparó. De repente los alces podían pastar sin peligro y en última instancia destruir los sabrosos sauces que bordean la mayoría de los ríos. Los pájaros cantores y los castores, que dependían de los sauces para anidar y construir presas, disminuyeron. Al erosionarse los ríos, las aves acuáticas abandonaron la región. Sin cadáveres de lobos en los que escarbar, disminuyeron los cuervos, las águilas, las urracas y los osos. El aumento de la cantidad de alces redujo la de los bisontes debido a la competencia por el alimento. Los coyotes volvieron al parque a comerse los ratones de los que dependían muchas aves y tejones. Y así sucesivamente, hasta llegar a una densa red de interacciones que se ve alterada cuando se elimina una especie clave. Este concepto es válido tanto en el mundo natural como en tu microbioma.

Forraje para tus gachas

En las noches de primavera, verano y sobre todo de otoño, cuando saco a nuestro perro Travis a pasear, a veces me llevo una bolsita de algodón, una «bolsa de forraje» que me regaló mi mujer. La utilizo para recoger plantas que crecen silvestres en nuestro barrio y que me gusta añadir a mis comidas. Algunas, como el cebollino, puedo comprarlas en el supermercado, pero crecen silvestres en nuestro patio, así que las corto y las echo en las tortillas. Otras son más desconocidas. Las nueces de haya (increíbles y deliciosas, como los piñones) y las de nogal (imposibles de abrir, pero también deliciosas, como versiones más dulces de las nueces) crecen silvestres en nuestra zona. A veces encuentro verdolaga, una hierba salada y suculenta que crece en todo el mundo y es la fuente vegetal más potente de ácidos grasos omega-3, y la añado a las ensaladas. Y tenemos la suerte de contar con robustos arbustos de frambuesas rojas silvestres, que dan unos frutos intensos y deliciosos a mediados de julio, y con moras silvestres, que no son tan deliciosas, pero funcionan bien con yogur, helados o como relleno para tartas.

La mayor parte de lo que Travis y yo encontramos en nuestros paseos son plantas totalmente diferentes de las que se venden en el supermercado, y como tales ayudan a aumentar la diversidad de los microbiomas de nuestra familia. En nuestro barrio crecen muchas otras plantas que podrían comerse si uno fuera especialmente aventurero, desde lirios de día hasta violetas y algodoncillo. Si quieres una excelente guía de bolsillo sobre plantas comestibles de tu patio o de los bosques de los alrededores, consulta la *Peterson Field Guide to Edible Wild Plants*.

Es exactamente lo que sucede dentro de todos nosotros, pero en lugar de sauces despoblados y riberas erosionadas, el daño que sufrimos se traduce en un aumento vertiginoso de la obesidad y la diabetes. Blaser y Domínguez Bello describen la relación en su documental *The Invisible Extinction*, que puedes ver en varias plataformas de *streaming*. Y la extinción de la que advierten se debe a tres enormes cambios que se han producido en nuestro entorno: la introducción de antibióticos, el uso generalizado de fertilizantes y pesticidas industriales, y la reducción de la diversidad en nuestra dieta.

Una receta para ganar peso

¿Cuándo fue la última vez que cogiste un resfriado o una gripe desagradable y, después de esperar uno o dos días, te diste por vencido, fuiste al médico y te recetó antibióticos?

Unos días después de empezar a tomar esos antibióticos es probable que sintieras cierto alivio. ¡Los antibióticos han funcionado! ¡La ciencia es asombrosa!

Bueno, la ciencia es asombrosa, pero también lo es el cuerpo humano. Y en la inmensa mayoría de los casos fue el poder curativo natural de tu sistema inmunitario, no los antibióticos que te recetó el médico, lo que acabó con tu resfriado. De hecho, según los Centros para el Control y la Prevención de Enfermedades, al menos una de cada tres recetas de antibióticos que se prescriben a los seres humanos es del todo inútil. Son antibióticos de amplio espectro (es decir, lo matan todo) que se recetan para resfriados y gripes, enfermedades causadas por virus y contra las que los antibióticos no tienen ningún poder.

Las recetas pueden proporcionarnos fuertes antídotos para nuestros problemas de salud, pero también tienen un tremendo efecto placebo. Cuando tomamos medicamentos, les atribuimos todo cambio posterior en nuestro bienestar, en lugar de considerarlo un proceso de curación natural del cuerpo. Queremos que el médico nos dé algo que nos haga sentir mejor rápidamente.

Pero, aunque esos antibióticos no nos ayudan a superar los resfriados más rápido, tienen un efecto profundo en el cuerpo.

Cuando entran en nuestro sistema, crean episodios de extinción masiva en el microbioma. Y, como en el caso de la erosión de los ríos a consecuencia de la eliminación de los lobos en Yellowstone, no se sabe cuáles serán a largo plazo los efectos de los antibióticos en el microbioma y en la salud.

Por ejemplo, Blaser me preguntó en una entrevista reciente: «¿Cuándo fue la última vez que un médico le dijo a un paciente: "Si toma antibióticos, el riesgo de padecer diabetes podría aumentar"?». Pues es exactamente lo que sucede. En un estudio danés de más de un millón de personas, los investigadores descubrieron que las que tenían diabetes tipo 2 habían consumido más antibióticos durante los quince años anteriores que las que no.

Pocos piensan en los antibióticos como medicamentos que hacen engordar y volverse diabético, aunque el dato no es precisamente nuevo. La relación entre los antibióticos y el aumento de peso se estableció hace setenta y cinco años, cuando los agricultores observaron que, al administrar antibióticos a los cerdos, los pollos y las vacas, los animales engordaban más deprisa. La misma técnica se utiliza hoy en día en casi todos los tipos de cría de animales; desde el pavo de Acción de Gracias hasta el salmón ahumado de las bagels, casi todas las proteínas animales comerciales han engordado con antibióticos.

Así pues, si los antibióticos engordan a los animales, ¿por qué no iban a tener el mismo efecto en nosotros?

Lo tienen. Una revisión de la literatura sobre antibióticos y aumento de peso publicada en 2021 en la revista *Metabolism* llegó a la conclusión de que «a pesar de su indudable utilidad, cada vez tenemos más pruebas de que estos agentes pueden contribuir al desarrollo de la obesidad porque provocan alteraciones en la microbiota intestinal».

Otra revisión de estudios de ese mismo año, publicada en *Current Obesity Reports*, descubrió que la administración de antibióticos a una edad temprana, la exposición repetida a antibióticos durante tres o más ciclos y el tratamiento con antibióticos de amplio espectro se correlacionaban con mayores probabilidades de obesidad. Un estudio llevado a cabo en Nueva Zelanda con más de 151.000 niños descubrió que cuando sus madres tomaban antibióticos durante el embarazo o los niños recibían antibióticos en los primeros dos años de vida, la probabilidad de que fueran obesos a los cuatro años era más elevada.

¿Por qué? Imaginemos lo que sucede cuando un incendio destruye un bosque. Todo desaparece: árboles y arbustos, aves y mamíferos, insectos y reptiles, hongos y bacterias. La extensión verde se convierte en una cáscara seca, pero no queda así.

El suelo quemado no puede soportar la gran variedad de árboles que antes crecían en el bosque, por lo que los arbustos y las hierbas, cuyas semillas transporta el viento, empiezan a tomar el relevo. Los animales que viven en esos matorrales pueden volver, pero los búhos, las águilas y los pájaros, que dependen de los árboles para anidar y posarse, han desaparecido. En lugar de una sinfonía de insectos y anfibios cantando por la noche, al principio solo regresan unos pocos animales que pueden sobrevivir en los matorrales y en el suelo pobre en nutrientes. Sin la competencia de otras especies y sin los depredadores naturales que antes acechaban en el bosque, estas especies toman el control, lo que altera totalmente el terreno. Los resultados son impredecibles y el bosque puede tardar décadas en volver a su estado sano y natural.

Es lo que le sucede a tu Yosemite cuando tomas antibióticos: la diversidad desaparece, y las especies que sobreviven al ataque o se recuperan antes, las que prosperan en ese nuevo entorno, no son necesariamente las más sanas. Los antibióticos acaban con los pájaros y los sicomoros, pero las cucarachas y la hierba persisten.

Y un microbioma disfuncional no solo hace que ganemos peso; socava nuestros intentos de perderlo. Investigadores del Instituto de Biología de Sistemas de Seattle descubrieron en 2021 que quienes tenían microbiomas sanos respondieron mejor a los tratamientos para bajar de peso que quienes tenían microbiomas no saludables; de hecho, podrían predecir quién perdería peso con éxito simplemente observando la diversidad de sus bacterias intestinales.

Este libro se centra en el peso y los efectos del microbioma en la obesidad, pero, como hemos demostrado, el microbioma afecta a todos los aspectos de nuestra salud, y el uso excesivo de antibióticos también. En 2022 unos investigadores analizaron a más de 313.000 personas y descubrieron que las que habían recurrido a antibióticos durante noventa y un días o más tenían un riesgo significativamente mayor de padecer alzhéimer. Otros estudios han relacionado el uso de antibióticos con todo tipo de enfermedades, desde cáncer de colon hasta cálculos renales.

Por supuesto, no debemos confundir el daño que los antibióticos son capaces de causar con el extraordinario bien que pueden hacer. Los antibióticos son como los martillos, los automóviles o el vodka: herramientas maravillosas que mejoran nuestra vida cuando los usamos de manera responsable. Pero mal utilizados pueden ser mortales.

«Mi especialidad son las enfermedades infecciosas —me dijo Blaser—. A principios de la COVID, estaba plantando patatas en mi patio. Un día me di cuenta de que tenía una gran lesión en forma de ojo de buey en el costado, y estaba claro que tenía la enfermedad de Lyme. No dudé en tomar antibióticos. Son maravillosos cuando se utilizan para enfermedades concretas».

Pero nos hemos enamorado de la idea de que los antibióticos sean la cura para todos nuestros males. Las ventas por internet y sin receta han facilitado el acceso a ellos, pero debemos ser más escépticos, incluso cuando nuestros médicos quieran recetárnoslos.

«Pregúntale a tu médico: "¿De verdad son necesarios? ¿La infección podría ser vírica?" —me recomendó Domínguez Bello—. Haz que el médico se lo piense dos veces».

Aun así, podrías rechazar los antibióticos que recetan los médicos, pero no podrás escapar a su efecto, porque los antibióticos, como muchas otras sustancias creadas por el hombre, están por todas partes: en los alimentos, el agua, el suelo y el aire. Y todos ellos pueden desempeñar un papel en nuestra cada vez más reducida diversidad microbiana.

¿Los insecticidas están matando tus bichitos?

Si el intestino alberga billones de bacterias, hongos y virus, ¿qué sucede cuando exponemos esa biomasa microbiana a un mundo moderno lleno de antibacterianos, antifúngicos y otras sustancias químicas creadas para matar ese tipo de organismos?

Exactamente lo que cabría esperar.

Cuando unos investigadores estudiaron a más de veinte mil agricultores de Tailandia, descubrieron que los que trabajaban más a menudo con pesticidas (incluidos herbicidas, insecticidas y fungicidas) tenían más probabilidades de ser obesos y de padecer diabetes, colesterol alto e hipertensión. De los treinta y cinco pesticidas diferentes estudiados, veintidós se correlacionaron con una mayor obesidad.

En los últimos tres años se han llevado a cabo muchos estudios que relacionan los insecticidas y otros pesticidas con la obesidad. Y las formas en que esas sustancias químicas causan obesidad son casi ilimitadas: favorecen el almacenamiento de grasa, incitan a las células madre a convertirse en células grasas, afectan a la señalización de la insulina, alteran el metabolismo, interfieren en la función hormonal, alteran el epigenoma (el medio por el que determinados genes «se encienden» y «se apagan») y, sí, dañan la microbiota intestinal.

Es difícil controlar estos factores ambientales. Según la Agencia de Protección Ambiental, se utilizan cada año más de mil millones de kilos de pesticidas, y se vierten miles de millones más en el medio ambiente en todo el mundo. Según los Centros para el Control y la Prevención de Enfermedades, un ciudadano medio tiene en este momento veintinueve pesticidas diferentes dentro del cuerpo. El más frecuente de ellos es el glifosato químico, que quizá conozcas como Roundup. De hecho, probablemente tengas una jarra de plástico en el garaje. Es el pesticida más utilizado en Estados Unidos y se considera una amenaza para el microbioma y, por extensión, para el peso y la salud. Según un estudio finlandés de 2022, «el uso intensivo de productos a base de glifosato puede provocar disbiosis microbiana». «Los herbicidas a base de glifosato pueden alterar la microbiota del huésped e influir en la salud humana», escribieron los investigadores en un estudio de 2021 publicado en *Scientific Reports*.

El glifosato, que países como Italia, Vietnam y Qatar ya han prohibido, lo utilizan los agricultores en casi todos los cultivos comerciales de Estados Unidos. De hecho, se encuentra en aproximadamente el 90 % de los productos alimenticios cultivados en Estados Unidos. La FDA incluso lo ha encontrado en la miel. Aun así, pese a que se encuentre en gran parte de nuestros alimentos, tiene sentido limitar la exposición personal. Quizá deberías pensarlo dos veces antes de rociar tus plantas con este producto este verano.

Por suerte, la conciencia sobre el impacto de los pesticidas en la epidemia de obesidad en Estados Unidos es cada vez mayor. En 2022 Estados Unidos y la Unión Europea prohibieron el pesticida clorpirifos. Los estudios han demostrado que esta sustancia química altera el microbioma, daña el revestimiento del intestino y «favorece la obesidad y la resistencia a la insulina».

Comer productos ecológicos siempre que sea posible puede ayudar a reducir la exposición general a los pesticidas, pero no es una alternativa viable para todos nosotros todo el tiempo. Los productos ecológicos pueden ser caros y a menudo difíciles de encontrar, pero hay otras formas de reducir la cantidad de pesticidas nocivos que consumimos. Por ejemplo, *Consumer Reports* tiene una herramienta que nos permite seleccionar los productos que estamos comprando y muestra qué país de origen tiene la menor carga de pesticidas para ese tipo de fruta o verdura. Lo mejor de esta herramienta es que considera no solo la cantidad de pesticidas utilizados, sino también la seguridad de cada uno en concreto. Puedes saber, por ejemplo, que el melón cultivado en Honduras y México tiene un riesgo «MUY BAJO» de pesticidas, mientras que la misma fruta cultivada en Estados Unidos tiene un riesgo «ALTO». (Para encontrar la herramienta, busca «informes de consumidores sobre pesticidas en productos agrícolas» o introduce este enlace: consumerreports.org/cro/health/natural-health/pesticides/index.htm).

En general intento comprar productos ecológicos cuando son alimentos que consumo sin pelar: verduras verdes, frutas del bosque, manzanas y pimientos. No me molesto en adquirir plátanos y aguacates ecológicos, ya que la piel de la planta ayuda a crear una barrera protectora.

Pero a la hora de la verdad, como cualquier planta que pueda llevarme a la boca. Como me dijo hace poco el doctor David Katz, exdirector del Centro de Investigación y Prevención Yale-Griffin de la Universidad de Yale y fundador de Diet ID: «Comer productos ecológicos es más saludable, pero es más importante comer una gran variedad de plantas que comer productos ecológicos».

Tu prueba de pesticidas

Incluso los productos ecológicos pueden contener trazas de pesticidas, por lo que es aconsejable lavar todas las frutas y verduras antes de comerlas. Para que la limpieza sea rápida y cómoda, mezcla 1 cucharada de zumo de limón, 2 cucharadas de vinagre blanco destilado y 1 taza de agua fría del grifo en una botella con pulverizador. Agita bien, rocía las frutas y verduras y después enjuágalas bien con agua del grifo. El zumo de limón es un desinfectante natural, mientras que el vinagre blanco puede neutralizar la mayoría de los pesticidas.

«Lo más importante es comer suficiente fibra —me dijo Domínguez Bello—. Las fibras de frutas y verduras son el alimento de nuestros microbios. La diversidad impulsa la diversidad. Si solo comes un tipo de fibra, solo alimentarás a un tipo de microbio». De hecho, Domínguez Bello y Blaser, que son pareja en su vida personal, además de compañeros de investigación, se esfuerzan en maximizar su diversidad dietética.

«Gloria es la cocinera principal de nuestra casa, pero yo preparo tres comidas —dijo Blaser—. Todos los días hago un batido con siete u ocho frutas diferentes. Esa es la comida número uno. Después preparo yogur con algún cereal y siete u ocho frutas diferentes, sobre todo frutas del bosque. Y también hago una ensalada con cinco o seis verduras diferentes. Así que cada día comemos veinte plantas diferentes».

Hacen que llegar solo a treinta plantas en siete días parezca muy poco, ¿no?

7

¡Deja esas malditas pastillas de vitaminas ahora mismo!

Tus cien billones de microbios saben
qué comida quieren, pero no ven ni pies ni cabeza
a las pastillas que tienes en la despensa.

Tengo noticias estupendas. Acabo de crear una pastilla. Una pastilla muy especial. La vendo por internet, en tiendas de vitaminas, en la farmacia de tu barrio e incluso en la sección de salud de tu supermercado. Y creo que será muy buena para ti. Deberías tomarla todos los días durante el resto de tu vida.

Pero antes de darte la pastilla te haré algunas advertencias importantes: en primer lugar, la píldora es cara (mínimo 40 dólares al mes) y no la cubre el seguro. En segundo lugar, no recibirás pruebas ni orientación médica, ni habrá forma de controlar el efecto de la píldora en tu cuerpo, ya sea positivo o negativo. En tercer lugar, no hay pruebas científicas sólidas de que la pastilla tenga algún efecto positivo en la salud, y algunos expertos han expresado su preocupación porque pueda ser perjudicial. Y en cuarto lugar, como no hay supervisión gubernamental, no hay forma de garantizar que lo que digo que contiene la pastilla lo contenga realmente.

¿Listo para invertir mucho dinero en este nuevo y emocionante suplemento?

Mmm…, quizá no te interese.

Pero si consumes a diario un multivitamínico o un suplemento individual que no te ha recomendado tu médico, ya has aceptado la oferta engañosa anterior. Y no eres el único. Según un estudio, el 70 % de los adultos estadounidenses toman al menos una vitamina o un suplemento al día, y casi tres de cada diez toman cuatro o más. Las multivitaminas, la vitamina D y los ácidos grasos omega-3 son las pastillas nutricionales que más consumimos y, según la consultoría Zippia, el estadounidense medio que consume suplementos gasta en ellos unos 500 dólares al año.

Los suplementos son un gran negocio, siempre y cuando te dediques a venderlos, claro. Como los suplementos no están regulados por el Gobierno, no hay estudios científicos molestos que financiar, ni problemas de control de calidad de los que preocuparse, ni investigaciones en curso de las que estar al tanto. Basta con meter algo en una pastilla, etiquetarlo como «suplemento nutricional» y colocarlo en un estante de la farmacia. Es tan sencillo que hoy en día hay más de 29.000 suplementos nutricionales en el mercado, y cada año se suman 1.000 más. Y por qué no. El margen de beneficio medio de una línea de suplementos es un enorme 38 %.

Sin embargo, el Grupo de Trabajo de Servicios Preventivos de Estados Unidos (USPSTF, por sus siglas en inglés), el organismo científico autorizado por el Congreso para revisar las pruebas científicas sobre los servicios médicos preventivos, dice que «la información actual es insuficiente para evaluar el balance de beneficios y de daños del uso de suplementos multivitamínicos o nutricionales individuales o combinados». Así que, aunque los estadounidenses desembolsarán unos 56.700 millones de dólares por esas pastillas y esos polvos en 2024, hay pocas pruebas, por no decir ninguna, de que estemos haciéndonos algún bien.

Parece que dañamos nuestro cuerpo cada vez más.

¿Cómo es posible? Veámoslo más de cerca.

Pastillas de vitaminas: como sanguijuelas, pero sin la sangre

Imagínate que estás atrapado en casa, aburrido hasta las lágrimas y sin forma de moverte por la ciudad. Ahora supongamos que lees en un estudio científico que el cien por cien de las personas que se desplazan por la ciudad lo hacen sujetando un volante. Parecería una prueba irrefutable. Y hay un anuncio de volantes en tu Facebook.

Así que clicas en el anuncio, pides un volante y en unos días llega una caja a tu casa. Desenvuelves tu nuevo volante, lo coges con las dos manos y te vas... a ninguna parte.

¿El estudio se equivocaba? No, pero, aunque las pruebas de que las personas que se desplazan por la ciudad utilizan un volante son irrefutables, la frase deja fuera muchísima información. Como, por ejemplo, el hecho de que el volante tiene que estar colocado en un coche.

Parece ridículo, pero no es muy distinto de cómo tratamos la investigación sobre vitaminas y minerales. Disponemos de mucha información sobre pequeñas piezas del rompecabezas, aunque nuestra comprensión general del tema sigue siendo bastante confusa. Pero una pequeña pieza del rompecabezas es todo lo que se necesita para comercializar un producto.

La vitamina E, por ejemplo, es un nutriente importante que la ciencia ha relacionado en muchas ocasiones con la mejora de la cognición y la salud cardiaca a largo plazo. Y la vitamina E es difícil de obtener de los alimentos, porque se encuentra sobre todo en los frutos secos y las semillas, que abundan en el supermercado, pero que muchas personas pasan por alto. Parece lógico que, si quieres tener el corazón y el cerebro sanos, inviertas en una pastilla diaria de vitamina E.

Pero...

La vitamina E, en su estado natural, está compuesta por una serie de sustancias químicas llamadas tocoferoles. ¿Cuál de estas sustancias es la más bioactiva? ¿Cuáles nos protegen? ¿Cómo actúan en conjunto estas sustancias? ¿Qué cantidad de cada una necesitamos? La ciencia no lo sabe, pero eso no impedirá que los fabricantes de vitaminas te cobren entre veinte y cuarenta dólares por un frasco de pastillas de vitamina E. Lo que sí sabemos es que se ha demostrado que la forma más frecuente de suplemento de vitamina E, llamada alfa-tocoferol, reduce los niveles sanguíneos de gamma-tocoferol, otra forma de vitamina. Un estudio ha descubierto que, aunque el alfa-tocoferol puede reducir el riesgo de alzhéimer, solo lo hace en presencia del gamma-tocoferol.

Entonces ¿esas pastillas de vitamina E perjudican, ayudan o no hacen nada? No hay manera de saberlo. Una revisión de investigaciones sobre la vitamina E analizó veintidós estudios diferentes. De esos veintidós estudios, once concluyeron que la vitamina E protegía, y once determinaron que no. Los investigadores llegaron a la conclusión de que probablemente deberíamos obtener la vitamina E de las plantas y que los niveles de toxicidad no se han terminado de determinar, por lo que tomar la vitamina en forma de suplemento puede presentar algunos riesgos para la salud. Dado que la vitamina E también puede actuar como anticoagulante, combinarla con otros medicamentos o con sesiones intensas de ejercicio puede incluso resultar fatal, señaló el doctor Nir Barzilai, director fundador del Instituto para la Investigación del Envejecimiento de la Facultad de Medicina Albert Einstein de Nueva York.

En general, «la vitamina E en pastillas no funciona», me dijo la doctora Katherine Tucker, directora del Centro para la Salud de la Población de la Facultad de Ciencias de la Salud Zuckerberg de la Universidad de Massachusetts, Lowell. No acabamos de entender por qué. Puede que debamos equilibrar estos compuestos de tocoferol. O puede que la vitamina E no funcione si no se consume junto con polifenoles, fibras y ácidos grasos poliinsaturados que se encuentran en los frutos secos. O podría haber otra razón aún desconocida, pero cuando compras un frasco de suplementos de vitamina E, básicamente estás comprando el volante. No estás comprando el coche. Peor aún, podrías estar socavando los beneficios de los alimentos saludables que estás comiendo.

Todo se reduce a esto: al digerir las fibras vegetales, el microbioma produce nutrientes esenciales (incluidas vitaminas y polifenoles) que el cuerpo humano no puede producir sin esos cien billones de ayudantes. Así que es muy posible que el proceso de extracción de nutrientes de los alimentos a través del microbioma desempeñe un papel importante en la capacidad de nuestro cuerpo para utilizar esos nutrientes, y por lo tanto una pastilla que ofrezca una versión sintética de un nutriente concreto, pero que no dé nada que hacer al microbioma, es solo un desperdicio. El cuerpo, informado e impulsado por el microbioma, sabe instintivamente qué nutrientes tomar de los alimentos y cómo utilizarlos para proteger nuestra salud.

El cuerpo no sabe qué hacer con las pastillas.

Y las pastillas no pueden ofrecernos la variedad de nutrientes que nuestro cuerpo necesita, porque la ciencia ni siquiera los ha identificado todos todavía. «Quieres no solo las vitaminas y los minerales [de las frutas, las verduras y los cereales integrales], sino también los fitoquímicos y la fibra», me dijo Tucker. Hasta ahora se han identificado más de mil fitoquímicos diferentes y no sabemos cuántos más pueden existir, pero sí sabemos que una pastilla de vitamina E no contiene mil, ni cien, ni diez, ni siquiera uno de estos misteriosos nutrientes que son fundamentales para nuestra salud.

Pero espera... ¿No es la vitamina E un antioxidante importante? ¿Los antioxidantes no previenen el envejecimiento? Ya sabes, buscar «radicales libres» y todo eso.

Los antioxidantes como las vitaminas E, C y A estaban de moda en los años ochenta y noventa, pero hoy en día no se oye hablar mucho sobre ellos. ¿Por qué? Resulta que, para empezar, la ciencia en la que se basaban los radicales libres era bastante cuestionable.

Lo que antes llamábamos «radicales libres» se conoce hoy como especies reactivas del oxígeno (ROS), y los investigadores han llegado a la conclusión de que no se limitan a causar estrés oxidativo en el cuerpo. Una revisión de más de quinientos artículos científicos publicada en *Dose-Response* mostró que estas sustancias son fundamentales para una serie de procesos corporales que ayudan a mantener la vitalidad y mejorar la función mitocondrial. Sí, los antioxidantes forman parte de nuestra cadena alimentaria natural y realizan importantes tareas en nuestro cuerpo, siempre y cuando los comamos junto con el resto de las plantas enteras que los incluyen. Pero los investigadores concluyeron que en los suplementos «los antioxidantes son inútiles o incluso perjudiciales».

En el multivitaminiverso

Ningún fabricante de pastillas sabe qué alimentos comes, qué medicamentos tomas ni cuáles son tus antecedentes familiares o personales de salud, así que ningún vendedor puede decirte qué suplementos debes tomar ni cómo afectarán a tu cuerpo.

Aun así, nunca está de más contar con un seguro adicional. ¿Qué tal un multivitamínico? No hace daño y podría ayudar, ¿verdad?

«Las multivitaminas son muy buenas… para la economía —me dijo Barzilai, autor de *Age Later: Health Span, Life Span, and the New Science of Longevity*—. Antes pensaba que daba igual, porque algunas de esas vitaminas ni siquiera tienen lo que dicen tener, pero para algunas personas pueden ser peligrosas. Muchos suplementos pueden estar acelerando el envejecimiento».

De hecho, las pruebas sobre los multivitamínicos han sido contradictorias durante décadas. Un estudio de 2023 que relacionaba los multivitamínicos con un menor riesgo de alzhéimer tuvo mucha difusión en los medios de comunicación, pero incluso el investigador principal de ese estudio, el neurólogo Adam Brickman, de la Universidad de Columbia, advirtió que no se debía depender de suplementos: «Los suplementos de cualquier tipo no deberían sustituir a otras formas más holísticas de obtener los mismos micronutrientes —dijo en el comunicado de prensa adjunto—. Aunque los multivitamínicos suelen ser seguros, siempre se debe consultar a un médico antes de tomarlos».

Un estudio similar de 5.947 hombres de sesenta y cinco años o más mostró que después de doce años de consumo constante de multivitamínicos, no se observó ningún beneficio para la función cognitiva a largo plazo, ni reducción del riesgo de deterioro cognitivo relacionado con la edad. En un editorial de la revista *Annals of Internal Medicine* titulado «Enough Is Enough: Stop Wasting Money on Vitamin and Mineral Supplements» («Basta ya: dejemos de gastar dinero en suplementos vitamínicos y minerales»), los investigadores del Johns Hopkins citaron una amplia revisión de estudios que incluían a 450.000 personas y que no encontraron ningún beneficio en los suplementos en términos de reducción del riesgo de cardiopatías y cáncer.

«No existe una pastilla que sirva para todos —coincidió el doctor David Sinclair, investigador del antienvejecimiento, profesor de genética en la Universidad de Harvard y autor de *Lifespan: Why We Age—and Why We Don't Have To*—. Muchos suplementos, en especial los multivitamínicos, tienen algunos componentes que no solo son innecesarios, sino que pueden ser peligrosos si se toman a diario. Un ejemplo es el hierro. Algunas mujeres necesitan más hierro en determinados momentos del mes, por supuesto, pero en general los niveles elevados de hierro se correlacionan con una mayor senescencia celular, que es una característica del envejecimiento. Por eso soy reacio a que se tomen multivitamínicos todos los días».

«No suelo recomendar multivitamínicos —coincidió Richard Isaacson, de la Universidad Atlántica de Florida y fundador de la Clínica de Prevención del Alzhéimer del Centro de Medicina Weill Cornell de Nueva York—. Siempre debemos intentar obtener primero la vitamina o el mineral de la dieta». Isaacson hace a sus pacientes pruebas exhaustivas y a largo plazo de los niveles sanguíneos de diversos nutrientes, y esa información, combinada con un extenso historial médico y una descripción nutricional, determina si recomienda o no algún suplemento en concreto.

Por ejemplo, si los análisis de sangre de un paciente muestran niveles bajos de ácidos grasos omega-3, «le recomendaré que coma pescado. Y si come pescado varias veces por semana y sus niveles de omega-3 apenas aumentan, entonces sí, es posible que necesite un suplemento. Pero hacia ahí se dirige este campo, o eso espero: a determinar qué vitaminas, suplementos y medicamentos exactos podrían ayudar a cada persona. Mi recomendación es hablar con el médico de atención primaria. Si de verdad quieres tomar suplementos nutricionales, pide consejo a un especialista en atención preventiva, un médico que disponga de tiempo para hacer las pruebas y entender tus necesidades concretas».

La desintoxicación tóxica

Si, como la mayoría de los estadounidenses, has tomado pastillas de vitaminas como si fueran caramelos, puede que te preocupe un poco este nuevo consenso médico sobre los suplementos. Incluso podrías pensar que debes «desintoxicar» tu cuerpo (especialmente el hígado) de todos los antioxidantes que has tomado.

Pero te ruego que no lo hagas. Pocas cosas disponibles sin receta son tan tóxicas como las «desintoxicaciones».

De hecho, un análisis de 2016 de los Institutos Nacionales de Salud y la Asociación Estadounidense para el Estudio de las Enfermedades Hepáticas descubrió que aproximadamente uno de cada cinco casos de toxicidad hepática en Estados Unidos está causado por suplementos a base de hierbas, muchos de los cuales los tomaron con la intención de perder peso, desarrollar músculo o «limpiar» el hígado. La mayoría de esas lesiones se deben a «suplementos nutricionales con múltiples ingredientes», es decir, pastillas y bebidas comercializadas como curas para todo que son mezclas de varias hierbas relacionadas con el control del peso o la salud del hígado (a menudo por creencia popular más que por ciencia). Los investigadores explicaron que era imposible saber cuál de los ingredientes a base de hierbas causaba el daño, o si este se debía a una combinación de hierbas o a algún otro contaminante presente en el producto. Sin embargo, señalaron el extracto de té verde como ingrediente habitual en las desintoxicaciones del hígado y como una de las principales causas de daño hepático.

A pesar de los informes de que esta sustancia daña el hígado, sigue habiendo decenas de variedades de extracto de té verde en el mercado, todas con promesas medicinales confusas y a veces contradictorias. GNC asegura que su extracto de té verde (unos cuatro céntimos por pastilla) «favorece el metabolismo». (Y es cierto, pero también lo favorece casi cualquier otro alimento o bebida sobre la faz de la tierra). Thorne afirma que su producto de té verde, a cincuenta céntimos por pastilla, tiene un «efecto termogénico (quemagrasa)». (También es cierto, pero todo lo que se ingiere tiene un efecto termogénico).

Pero espera, que hay más… Pure Encapsulations comercializa extracto de té verde que supuestamente «favorece la salud neurocognitiva, cardiovascular y celular», un chollo a solo 2,4 céntimos por pastilla. Life Extension dice que su pastilla de té verde (unos 4,4 céntimos por dosis) hace todo eso y además «ayuda a mantener los niveles de colesterol». Y Renue dice que sus cápsulas de té verde «eliminan la actividad de las sustancias químicas proinflamatorias que se producen en el cuerpo», por algo menos de 50 céntimos por pastilla.

Si los que nos venden estas cosas ni siquiera consiguen poner-se de acuerdo sobre los efectos..., ¿qué demonios hacemos gastando dinero en esos productos? Y lo que es más importante, ¿qué demonios le hacen a nuestro cuerpo? Los expertos del Centro Médico de la Universidad de Rochester advierten de que el extracto de té verde puede reducir la eficacia de los medicamentos para la tensión arterial y el corazón, incluidos los betabloqueantes y los anticoagulantes. Los efectos secundarios de los suplementos de té verde pueden incluir ictericia (color amarillento de la piel o los ojos), náuseas y dolor de estómago.

He elegido el extracto de té verde, pero muchísimos suplementos pueden tener efectos secundarios negativos y disponemos de muy pocas pruebas de que los suplementos puedan tener un impacto positivo en la salud.

Pero ¿sabes lo que sí puede tener un impacto positivo en tu salud, tu peso y tu estado de ánimo?

Comer más plantas.

¿Debería tomar algún suplemento?

En general, debemos pensar en plantas, no en pastillas. Los nutrientes que proceden de la estructura de los alimentos suelen ser más accesibles, más baratos y vienen acompañados de otros nutrientes importantes. Pero hay tres suplementos que las personas preocupadas por su salud deberían considerar seriamente tomar después de haber hablado con su médico.

Vitamina D: Tan solo de diez a quince minutos en una ventana al sol te proporcionan toda la vitamina D que necesitas. Pero a medida que envejecemos, nuestra capacidad de convertir la luz solar en vitamina D empieza a reducirse. Lo mismo sucede con el tiempo que pasamos al aire libre. Y la vitamina D, que en realidad es una hormona, es difícil de obtener de los alimentos. Suele encontrarse en pescados grasos, como las sardinas. Antes obteníamos la vitamina D de los animales, pero hoy en día la mayoría de los animales de granja se crían en interiores, sin luz solar. Algunos productos lácteos y zumos contienen suplementos de vitamina D, pero, si no tomas leche, existe la posibilidad de que te encuentres entre ese uno de cada cuatro personas que tiene niveles bajos de vitamina D.

La vitamina D es fundamental para mantener la salud del cerebro y los huesos, ya que ayuda a dirigir la utilización del calcio en el cuerpo. Por lo tanto, puede que necesites un suplemento de vitamina D3, pero Isaacson me dijo que debe hacerse un análisis de sangre para medir los niveles de vitamina D y tomar suplementos solo bajo prescripción médica.

Calcio: A lo largo de este libro recomiendo muchas veces los lácteos, y por una buena razón: son no solo la mejor fuente de calcio, sino a menudo la única. (Alrededor del 72 % del calcio que consumimos procede de los lácteos). Algunas plantas, en especial las verduras crucíferas, como la kale, la col y el brócoli, contienen pequeñas cantidades. Y si comes mucho pescado pequeño y con espinas, como las anchoas, obtendrás calcio extra de las pequeñas espinas que ingieres. Pero, a menos que tu dieta sea muy diferente de la habitual, depender de si comes suficiente col y anchoas probablemente no sea una estrategia eficaz a largo plazo.

Los adultos deben consumir al menos 1.000 miligramos al día; las mujeres de más de cincuenta años y los hombres de más de setenta deben aumentarlos hasta los 1.200 miligramos al día, que es bastante. Una taza de leche contiene unos 300 miligramos, una cucharada de proteína de suero de leche en polvo contiene unos 160 miligramos, y una loncha de queso cheddar aporta otros 200 miligramos. Por lo tanto, llegar a los 1.000 o a los 1.200 miligramos diarios significa que tendrás que comer y beber muchos lácteos, o quizá hablar con tu médico sobre la posibilidad de tomar un suplemento.

Vitamina B12: Esta vitamina B es fundamental para mantener la salud del cerebro y la función nerviosa, pero, a menos que seas vegano, probablemente ya consumas mucha vitamina B12. Los productos animales como la carne, el pescado, las aves, el queso y los huevos son ricos en este nutriente.

¿Y por qué está en esta lista? A medida que envejecemos, el cuerpo puede tener dificultades para absorber la vitamina B12 porque empieza a producir menos ácido estomacal. Los antiácidos y los medicamentos para la diabetes también pueden interferir en la absorción de esta vitamina. Si tienes más de sesenta y cinco años, merece la pena que lo consultes con tu médico y le pidas un análisis de sangre para comprobar tus niveles. Pero te ruego que no te pongas a engullir vitamina B12 a tontas y a locas. Las pautas dietéticas federales recomiendan ingerir a todos los adultos 2,4 microgramos diarios, aunque algunas pastillas contienen hasta 1.000 microgramos por dosis. No está claro cómo podría perjudicarte tomar casi 500 veces más de esta vitamina de lo que necesitas.

8

Sigue este plan... en todas partes

Tanto si se trata de una cena romántica
de aniversario en un restaurante francés
como de una rápida visita al autoservicio, esta
práctica hoja de trucos hace que sea fácil elegir
la comida perfecta en todo momento.

Cuando se trata de llevar la mejor dieta posible para el microbioma, existen dos reglas inmutables:

1. Casi siempre es mejor cocinar en casa.
2. No siempre se puede cocinar en casa.

Como hemos visto en capítulos anteriores, entre los principales enemigos del microbioma (y por lo tanto de la capacidad del cuerpo para controlar la inflamación, prevenir el aumento de peso y mejorar la salud en general) están los alimentos ultraprocesados. Cuantos menos haya en nuestra dieta, mejor.

Sin embargo, aunque es bastante fácil evitar los alimentos procesados en casa (lo que no se compra no se puede comer), incluso restaurantes que sirven productos relativamente saludables suelen utilizar grasas altamente procesadas, como aceites de soja o vegetales, y gran cantidad de platos, incluso de restaurantes familiares, son precocinados que les llegan empaquetados, congelados y listos para la freidora. ¿Esas alitas de pollo, esos jalapeños rellenos, esos wonton fritos, esos aros de cebolla y esos boniatos fritos? En muchos casos les llegan de un mayorista, los echan en una freidora con aceite de soja hirviendo y los sirven (con un margen de beneficio importante) como «caseros». La mayoría de los aliños para ensaladas, las masas para gofres y los batidos también proceden de mezclas industriales. Estos productos son la definición misma de «procesado». Todo eso hace que los bichitos de tu barriga estén muy descontentos. Y si tu objetivo es proteger tu microbioma, ayudarlo a hacer su trabajo de reducir la inflamación y favorecer la pérdida de peso, moverse por el mundo de los restaurantes exige algo de planificación.

Y aquí entra en juego este capítulo.

Si conoces algunos trucos sencillos, es bastante fácil sortear los problemas de la mayoría de los restaurantes, tanto de una franquicia de comida rápida como de una cadena de restaurantes de nivel medio, una cafetería de tu zona o el restaurante étnico de tu barrio. Siéntate, coge un tenedor y zampémonos algunas informaciones útiles.

Cantinas mexicanas

La cocina latinoamericana es una de las más sanas del mundo, siempre que la comas en América Latina, donde predominan los platos llenos de plantas, el pescado fresco y las legumbres. Pero en cuanto esa comida empieza a desplazarse al norte de la frontera, sucede algo extraño: todo se echa en una freidora o se envuelve en una tortilla del tamaño de un paracaídas.

Los peores infractores son las cadenas de comida rápida mexicana. Por ejemplo, los tacos de pescado parecerían una opción inteligente para una persona que quisiera una comida saludable, pero los tacos de pescado rebozado con salsas de chile en cualquier cadena mexicana te aportarán cerca de 1.950 calorías (el equivalente a un día entero) y 3.549 miligramos de sodio, más del doble de lo que la Asociación Estadounidense del Corazón recomienda comer en un día. ¿Al borde de qué? ¿De un derrame cerebral? Si te apetece comida mexicana, casi siempre será mejor que te saltes las grandes cadenas y vayas a la cantina de tu barrio, donde encontrarás comida mucho más saludable. Para una comida perfecta:

• **Pide guacamole.** Los aguacates son ricos en fibra y grasas monoinsaturadas saludables para el corazón y el cerebro. Muchos restaurantes ofrecen variaciones como granada, pimientos picantes o piña, que te permiten añadir aún más plantas a este aperitivo que limpia las arterias.

• **Cambia las tortillas de harina por tortillas de maíz.** Los auténticos tacos mexicanos se elaboran con tortillas blandas de maíz, que no son más que maíz integral y agua. Las tortillas de harina, la versión bastarda estadounidense, están hechas con harina blanca y manteca de cerdo, contienen hasta 300 calorías (vacías), no aportan nada de fibra y tienen más hidratos de carbono que tres rebanadas de pan.

• **El mole es sagrado.** Esta rica salsa oscura está hecha de chocolate, chiles, frutos secos y especias. ¡Son muchas plantas energéticas!

• **Fíjate en el arroz y los frijoles.** Si sirven arroz integral y frijoles enteros, no podrías pedir una guarnición más saludable. Si sirven arroz blanco y frijoles refritos (es decir, cocidos en manteca), pasa.

• **Piensa en nachos vegetarianos.** Muchos restaurantes ofrecen nachos cubiertos con verduras asadas, frijoles, guacamole, jalapeños en rodajas y otras plantas enteras. Puedes añadir la carne y el queso que te apetezca, pero si tu plato principal tiene carne, no la necesitas en los nachos.

Qué evitar: Todo lo que venga en una tortilla frita, incluida la ensalada de taco, que suele llevar lechuga iceberg, carne picada y unos tristes tomates fríos y en un gran bol de fritos con calorías vacías. Evita también los burritos de cualquier tipo, a menos que vayas a comerte lo que hay dentro y dejes la gran tortilla de harina blanca en el plato.

Las grandes cafeterías estadounidenses

No hay nada mejor los domingos por la mañana que sentarse en un restaurante, ya sea para saciar el apetito que se te ha abierto en la iglesia o porque todavía no has llegado a casa después de la fiesta del sábado por la noche. Al margen del estado de tu alma o de tu hígado, el restaurante grasiento es una de las grandes contribuciones de Estados Unidos a la cocina mundial.

Sin embargo, su principal inconveniente es que en el menú no hay muchas plantas, aunque se pueden encontrar si se buscan.

- **Empieza con una tortilla.** Suele ser el mejor plato para introducir verduras, aunque solo sean pimientos, cebollas o espinacas. Pero con los huevos y el queso obtienes proteínas además de la fibra de las verduras. Añade una taza de frutas y empezarás el día en muy buena forma.

- **O con avena.** Cúbrela con frutas del bosque, si tienen, o uvas pasas en caso contrario. Evita el azúcar moreno, el jarabe de arce y los «craisins», que son arándanos cubiertos de almíbar.

- **Busca trigo integral.** A veces, el pan «integral» no es más que pan blanco teñido con melaza para oscurecerlo. Pregunta si el restaurante ofrece pan cien por cien integral o incluso un bagel integral o un panecillo inglés.

- **¡Pide trigo sarraceno, maldita sea!** Algunas cafeterías ofrecerán tortitas de trigo sarraceno, que no tienen nada que ver con las tortitas estándares. El trigo sarraceno no contiene gluten, es rico en fibra y es una proteína completa, la versión de la quinoa para el desayuno. ¡Bum! Planta energética número uno.

Qué evitar: En la jerarquía de los malos hidratos de carbono, los gofres son los principales infractores y a menudo aportan más de 500 calorías; las tortitas de harina blanca proporcionan unas 165 calorías vacías; las tostadas francesas, unas 150. Si puedes conseguir la tostada francesa con pan cien por cien integral, esta es tu elección. Y antes de pedir magdalenas, echa un vistazo a la vitrina y mira cuánta grasa se ha derramado sobre el papel. Ahora imagina que te llega a las arterias.

Pizzerías

En Italia, la pizza suele ser un entrante. En la mayoría de los países es la comida principal.

Por desgracia es casi imposible incluir suficientes verduras y proteínas en un par de porciones de pizza para que realmente sean una comida o una cena saludable. Por eso debes considerarla una parte de la comida, no un plato único.

- **Pide la masa fina.** Cuanto más fina sea la masa, menos calorías vacías ingerirás. Evita las versiones más rocambolescas, con bordes rellenos, salsas, etc. En el caso de pizzas de masa gruesa, la «individual» con menos calorías (la saludable) aporta cerca de 270 calorías por porción, o 1.620 calorías por ración, con 90 gramos de grasa y más de 2.000 miligramos de sodio.

- **Prioriza la César.** Una ensalada César con pollo a la plancha es la solución perfecta al problema de la pizzería. Toneladas de fibra, toneladas de proteínas y un acompañamiento perfecto para una o dos porciones de pizza.

- **Conoce las salsas.** La salsa de tomate y el pesto son casi siempre las opciones más saludables del menú de cualquier restaurante italiano. La salsa Alfredo casi siempre es el peor.

Qué evitar: Casi todo lo demás. Incluso algo que parezca saludable, como la berenjena a la parmesana, estará rebozado y frito en aceite. ¿Entrantes? La mayoría están rebozados y fritos en aceite. ¿Pechugas de pollo? Rebozadas y fritas en aceite. ¿Nudos de ajo? No son más que un gran puñado de hidratos de carbono vacíos cubiertos de mantequilla. Y cuidado con las carnes: la mayoría de los productos italianos están muy procesados, como el pepperoni, las salchichas, el salami o la capicola. Así que incluso una ensalada de antipasto te aporta algo que a tu microbioma no le va a gustar.

Restaurantes chinos

El general Tso fue un destacado guerrero y estadista chino del siglo XVII, pero lo más probable es que le horrorizara el nugget de pollo cubierto de pan y azúcar que lleva su nombre.

Como buena parte de lo que se encuentra en las cartas de los restaurantes chinos, el Pollo del general Tso se parece muy poco a lo que se come tradicionalmente en China. Lo mismo ocurre con cualquier cosa etiquetada como «sésamo» o «naranja», que se traduce en algo azucarado, pegajoso y malo para el microbioma. Cuanto más te acerques a la verdadera comida china, más sano y feliz estará tu microbioma.

- **Divide entre dos.** ¿Por qué sobra tanta comida china? Porque en los restaurantes chinos las comidas son para dos personas. Si tu pareja y tú no os decidís por un solo plato principal, pensad en comer solo la mitad de lo que os traigan a la mesa y en llevaros el resto a casa.

- **Utiliza los palillos.** Es una forma inteligente de ralentizar el ritmo de la comida, lo que concede tiempo a tu cerebro para recibir la señal de «Estoy lleno» del estómago. Te sorprenderá la cantidad de calorías (y de dinero) que ahorrarás comiendo con estos utensilios.

- **Busca el vapor.** Como en casi todas las cocinas, la comida al vapor será más saludable que la frita. La mayoría de los entrantes de las cartas chinas son fritos, pero los dumplings al vapor son una excelente opción para reducir la grasa poco saludable.

- **Cambia al arroz integral.** La mayoría de las carnes y verduras serán fritas, así que tu mejor defensa es una base saludable sobre la que esparcirlas.

Qué evitar: El lo mein te derribará. Incluso el lo mein «vegetariano» implica comer sobre todo fideos fritos en aceite. El arroz frito también es una mala idea por la misma razón. Todo lo «agridulce» es básicamente un baño de azúcar.

Restaurantes de sushi

Cuando los platos étnicamente diversos llegan al paladar occidental suelen suceder cosas terribles. Esto no es necesariamente cierto con el sushi, donde algunas de las variantes occidentalizadas más odiadas son en realidad bastante saludables. Piensa en el tan detestado California Roll, con su mezcla de palitos de cangrejo,* pepino y aguacate envueltos en nori, un alga marina. Son tres plantas más una fuente de proteínas saludables. Puntos extra si lo sirven con arroz integral en lugar de blanco.

Aunque la frescura siempre es un problema con el sushi (cualquiera que compre un plato de atún crudo en un supermercado debe saber que no está disfrutando de la experiencia culinaria más auténtica), el sushi suele ser una opción respetuosa con el microbioma. Aquí tienes algunas formas de mejorar tu comida:

- **Busca la ensalada de algas.** Suele ser una mezcla de varios tipos de algas con semillas de sésamo por encima. Para la mayoría de nosotros son tres o cuatro plantas nuevas y diferentes que normalmente no comemos. Un *home run* de plantas energéticas mejor que la «ensalada de la casa», que suele ser solo lechuga iceberg y aliño aceitoso de jengibre.

- **Come edamame.** La soja al vapor tiene un alto contenido de proteínas y fibra, y añade otra planta de energía.

---

* ¿Qué son los «palitos de cangrejo»? Suelen hacerse con trozos de abadejo, un pescado de agua fría sostenible y rico en omega-3, además de con algo de almidón y colorante alimentario. De modo que sí, es un alimento procesado y por lo tanto no es tan ideal como el cangrejo fresco y el abadejo fresco, por ejemplo, pero sigue siendo una buena opción de vez en cuando. (El abadejo es también el ingrediente principal del sándwich Filet-0-Fish de McDonald's. Qué raro, ¿verdad?).

- **Céntrate en la base de la cadena alimentaria.** Los productos pesqueros más populares son los grandes depredadores: el salmón, el atún y el pez espada. Por desgracia, estos peces también son los más contaminantes, porque los químicos se acumulan en su cuerpo a medida que devoran bancos de criaturas marinas más pequeñas. Al mirar la carta y probar otros platos como *hirame* (platija), *hotategai* (vieira), *hokkigai* (almeja), *ika* (calamar) y, mi favorito, *uni* (erizo de mar), reducirás la exposición a contaminantes químicos. No es un gran problema si rara vez comes pescado, pero, si te encanta el sushi, es importante mezclarlo.

- **No dudes con la caballa.** Este pescado, que a menudo se pasa por alto, tiene el doble de omega-3, que combate la inflamación, que el salmón.

Qué evitar: No te pases con la salsa de soja. Los puristas del sushi saben que una o dos gotas de salsa de soja bastan para condimentar un trozo de pescado. Si tu cuenco de salsa de soja se convierte en una sopa de arroz a mitad de la comida, estás excediéndote y les estás dando a las arterias un baño de sodio innecesario. Además, ten en cuenta que «rollo de atún picante» significa «rollo de atún con un poco de salsa picante y mucha mayonesa». La mayoría de las mayonesas comerciales se elaboran con aceite de soja, que es como meter la lengua en la freidora de ayer.

Restaurantes tailandeses

A muchos de nosotros la comida tailandesa nos parece una versión más sana y ligera de la china. Y aunque puede ser cierto, si juegas mal tus cartas, esta cocina, a menudo saludable, puede convertirse en un festival de grasas.

- **Rollitos de verano, no de primavera.** Los rollitos de primavera se fríen, mientras que los de verano no.

- **Pásate al *satay*.** El *satay* es una brocheta de carne magra a la plancha, untada con salsa de cacahuete picante. Una excelente base proteica para tu comida.

- **Vegetales a discreción.** La mayoría de los restaurantes tailandeses ofrecen una combinación de tofu y verduras salteadas con jengibre, chiles y ajo. Pide un plato para compartir y añádele tantas plantas diferentes como puedas.

- **Opta por el vapor.** La mayoría del pescado de los restaurantes tailandeses (y de casi todos los restaurantes) se sirve frito. Pero a menudo puedes encontrar pescado al vapor o a la plancha en la carta, lo que significa que obtendrás todos esos fantásticos ácidos grasos omega-3 y muchos menos aceites procesados y poco saludables.

- **Déjate conquistar por el curri.** Al margen del color, estos platos se elaboran con leche de coco y verduras. Elige una proteína magra, como pollo o gambas, y mira si es posible que el arroz sea integral.

Qué evitar: Todo lo frito, en especial el arroz, que son solo hidratos de carbono vacíos en aceite. Piensa también en los platos de fideos, que a su vez son básicamente hidratos de carbono vacíos. (Si te apetece comer fideos, pide un pad thai y compártelo, y así obtendrás cacahuetes y brotes de soja, otras dos plantas energéticas). Y aléjate de los tés y de los cafés helados especiales, que suelen estar cargados de azúcar líquido.

Restaurantes del Medio Oeste

Al igual que el sushi, se trata de una cocina que ofrece montones de nuevas e interesantes plantas energéticas y relativamente pocos inconvenientes. Para aprovecharla al máximo:

- **Un poco de hummus.** Elaborado con garbanzos triturados y semillas de sésamo, además de aceite de oliva (en los mejores restaurantes; muchas marcas de supermercado utilizan aceites más baratos), el hummus es rico en todo lo que necesitas, incluidas proteínas, fibra y grasas saludables. Pero no te pases con las pitas, que en su mayoría son hidratos de carbono vacíos y no deberían considerarse más que utensilios para recoger el hummus.

- **Elige el baba ghanoush.** Si no comes berenjenas muy a menudo, aquí tienes una forma deliciosa de incorporar esta planta energética a tu dieta semanal.

- **Pon tabulé en la mesa.** Esta guarnición increíblemente saludable contiene tomates, perejil (una fuente de energía nutricional infravalorada) y bulgur, un sabroso cereal rico en fibra.

- **El postre.** La mayoría de los postres de Oriente Medio se elaboran con miel, mantequilla y frutos secos. ¿Son buenos para la salud? No. ¿Mejores que la mayoría de los postres? Sin duda. Pero evita el café turco, que suele servirse con grandes dosis de azúcar.

Qué evitar: Todos los fritos en aceite, como el falafel. Aunque los bocadillos como el gyros o el laffa pueden tener demasiados hidratos de carbono y calorías, no son opciones terribles, aunque mucho mejor si colocas la carne y las verduras en un plato en lugar de en un pan de pita. Además, ten en cuenta que el shawarma (la carne que asan en un espetón al fondo de la cocina) suele hacerse con los cortes más grasos, por eso la carne se pega entre sí. Pero es que está tan rico...

Restaurantes vegetarianos

Hace poco, haciendo submarinismo, un mero viejo y grande llamado Jo-Jo se acercó a nuestro grupo y nos dejó acariciarlo debajo de la mandíbula. Después el pez nos observó desde la distancia mientras volvíamos a la superficie. La experiencia me conmovió tanto que no pude comer animales durante unos días, hasta que el hotel sirvió su especialidad semanal: mero a la parrilla.

Estaba delicioso. Lo siento, Jo-Jo.

Muchas personas son vegetarianas por motivos de salud, por preocupación por el medio ambiente o por el simple dilema ético de comer animales que pueden servir como carne o como mascotas. Pero puede resultarles complicado obtener suficientes proteínas completas y suficiente calcio, dos nutrientes básicos que necesitamos más a medida que envejecemos. Además, no todo lo vegetariano es automáticamente saludable. Mira los Skittles o las Oreo. Seguro que Gandhi no se refería a eso cuando dijo que el hombre «había nacido para vivir de las frutas y las hierbas que crecen en la tierra».

Lo mismo sucede en los restaurantes vegetarianos, donde puedes encontrar muchas opciones saludables, pero también muchos alimentos que pertenecen más a la categoría de los Skittles.

- **Pide las hamburguesas de quinoa y judías negras.** La mayoría de las hamburguesas «vegetarianas» comerciales están tan cargadas de conservantes y aditivos que se quedan fuera de la categoría de alimentos «saludables».

Lo mismo sucede con los extraños sustitutos de la carne. No es comida de verdad, es comida procesada, y por lo tanto es mala para el microbioma. Pero en muchos restaurantes veganos preparan las hamburguesas vegetarianas con comida real fresca. La quinoa es una proteína completa, lo que la convierte en un sustituto ideal de los productos animales.

- **Prueba el tempeh.** A diferencia del tofu, el tempeh se elabora con soja entera, lo que significa que contiene el doble de proteína que el típico tofu.

- **¡Viva el seitán!** Elaborado a partir de gluten de trigo, el seitán sustituye bastante bien a la carne y es ideal para salteados.

Qué evitar: El pan de los restaurantes veganos o de «comida saludable» suele tener tan pocos nutrientes como las baguettes y las masas de pizza; evítalo a menos que sea explícitamente integral. Lo mismo sucede con muchos postres. Cuando los restaurantes eliminan la grasa de la leche, los huevos y la manteca de cerdo, suelen sustituirla por muchísimo azúcar. Y no caigas en esos elegantes refrescos «ecológicos» con «azúcar de caña natural». El azúcar es azúcar, y no es bueno. Pide un té helado sin azúcar o agua con gas.

Bistrós franceses

Aunque la comida francesa tiene fama de ser rica en grasas, lo cierto es que la mayoría de los restaurantes franceses ofrecen muchas opciones magras. Suponiendo que no pienses en meterte un hígado de ganso por la garganta, no te faltarán opciones para comer sano.

- **Busca las ensaladas.** Aunque suelen incluirlas como entrante, la ensalada niçoise es una comida perfecta en sí misma, llena de verduras, como judías verdes, tomates, aceitunas y zanahorias, y con una proteína rica en omega-3. Otras opciones de ensaladas, incluidas la ensalada parisienne (lechugas mixtas, jamón, queso, patatas y huevo) y la ensalada frisée, también aumentarán tu cuota de plantas de la semana.

- **Disfruta del pescado.** La mayoría de los restaurantes ofrecen pescado a la plancha, como salmón, trucha, lenguado y rape.

- **Fortalece los músculos comiendo mejillones.** Los filetes con patatas fritas pueden ser una fiesta de grasas saturadas, pero los *moules frites* (mejillones con patatas fritas) son mucho más magros.

Qué evitar: Todo lo que vaya acompañado de la palabra *confit*, que significa «cocinar lentamente en su propia grasa». Y aunque sean exóticos y geniales, los caracoles no son más que caracoles bañados en mantequilla, mientras que las ancas de rana son la forma anfibia de las alitas de pollo. Merece la pena probarlos una vez, pero no es necesario que los conviertas en un plato habitual de tu comida francesa. La crème brûlée es solo yemas de huevo, nata espesa y azúcar. Pídela para dos o pide un postre de frutas del bosque y nata.

Restaurantes indios

Gran parte de la cocina india se basa en verduras, y las técnicas culinarias y la variedad de especias te permiten probarlas de formas que nunca imaginaste. Aquí hay algunas opciones para explorar:

- **Entra en la casa del dal.** El dal, un sabroso guiso de lentejas, es un estupendo entrante o acompañamiento para tu comida.

- **Busca entrantes vegetarianos.** Un plato vegetariano te proporcionará sabores únicos y una amplia variedad de plantas energéticas.

- **Prueba el tandoori.** Los platos principales tandoori se cocinan en un tandoor, un horno de barro tradicional que es el equivalente indio de una barbacoa de jardín, excepto porque los tandoors pueden alcanzar temperaturas de 480 °C. Todo tandoori es probablemente una opción de proteína saludable.

- **Platos de palak paneer.** Esta rica mezcla de puré de espinacas y cubitos de requesón a la plancha no se parece a nada de lo que hayas probado con ninguno de estos dos alimentos, y es una forma perfecta de obtener toneladas de fibra, proteínas y calcio en un solo plato.

Qué evitar: Muchos entrantes de los menús indios son fritos. Las samosas son pequeñas empanadillas rellenas de patata y luego fritas. Las pakora son verduras rebozadas y fritas.

Mejora el café

Las cafeterías solían ser el ámbito de detectives privados, poetas *beat* y el elenco de *Friends*. Hoy en día, el Starbucks de tu ciudad parece más un concierto de Harry Styles, lleno de preadolescentes en busca de un subidón de azúcar de sandía.

Y eso ha socavado la posición del café como bebida saludable. De hecho, algunos científicos consideran que el café es la fuente número uno de polifenoles en la dieta. Y hay un tipo de café más rico en estos nutrientes que una taza de café normal: el espresso. Al ser más concentrado, contiene mayor cantidad de polifenoles.

¿No te gusta esa capa amarga que deja en los dientes el espresso? En lugar de pedir un café normal, pide un americano. Esta bebida, que no es más que un chupito de espresso mezclado con agua caliente, aporta todo el valor nutritivo del espresso en una bebida que sabe prácticamente igual que el café normal.

Cadenas de comida rápida «informal»*

Una de las cosas más curiosas de salir a cenar en Estados Unidos es que puedes estar en Pittsburgh, Plattsburgh o Phillipsburg y comer exactamente la misma comida en exactamente el mismo restaurante con exactamente la misma decoración en la pared junto a tu mesa. Las cadenas de restaurantes hacen lo posible por eliminar toda diferenciación geográfica o cultural. Applebee's es el mismo tanto si estás en Manhattan (Nueva York) como en Manhattan (Kansas).

Por suerte así es mucho más fácil saber lo que estás comiendo. La ley federal exige que las cadenas de restaurantes publiquen el contenido nutricional de sus comidas en sus sitios web. Introduce el nombre de tu restaurante y «menú nutricional» en la barra de búsqueda y abrirás las puertas del reino. Pero no será agradable. Descubrirás algunas verdades bastante aterradoras sobre sus comidas favoritas, como el hecho de que, aun-

* Es posible que algunas cadenas aquí incluidas no se encuentren en tu ciudad. Nuestra intención es darte las herramientas necesarias para que puedas elegir la opción menos inflamatoria independientemente del menú que tengas delante. (N. de la E.).

que compartas con tu pareja los Factory Nachos con pollo picante en The Cheesecake Factory, seguiréis consumiendo casi 1.500 calorías cada uno. ¡Y es un entrante! Pero hay muchas maneras de conseguir un aterrizaje nutricional perfecto en casi cualquier cadena grande. Aquí tienes una breve lista de algunas opciones inteligentes que te brindarán tanto las proteínas que tu cuerpo necesita como las plantas energéticas que tu microbioma anhela:

Applebee's
Solomillo superior (170 g) + judías verdes con ajo + brócoli al vapor
440 calorías, 5 g de fibra y 41 g de proteínas
Salmón cajún + ensalada de la casa + ensalada de col
510 calorías, 6 g de fibra y 42 g de proteínas

Chili's
Sopa de enchilada de pollo (tazón) + ensalada de la casa + salsa ranchera (45 ml)
660 calorías, 4 g de fibra y 24 g de proteínas
Solomillo (170 g) + guacamole fresco pequeño + brócoli al vapor
410 calorías, 8 g de fibra y 38 g de proteínas

Cracker Barrel Old Country Store
Trucha al limón + grelos
580 calorías, 8 g de fibra y 67 g de proteínas

Olive Garden
Pollo a la plancha Margherita + brócoli con ajo y parmesano
540 calorías, 6 g de fibra y 65 g de proteínas
Salmón a la plancha con hierbas + brócoli con ajo y parmesano
460 calorías, 5 g de fibra y 45 g de proteínas

Outback Steakhouse
Cola de langosta (150 g) al vapor (servida con vegetales frescos
    mixtos y arroz condimentado) + boniato
750 calorías, 10 g de fibra y 32 g de proteínas
Solomillo cortado (170 g) + brócoli fresco al vapor
360 calorías, 5 g de fibra y 44 g de proteínas
Ensalada Steakhouse
750 calorías, 7 g de fibra y 57 g de proteínas

Texas Roadhouse
Ensalada de pollo californiana
740 calorías, 11 g de fibra y 78 g de proteínas
Ensalada de la casa con gambas a la plancha
730 calorías, 6 g de fibra y 65 g de proteínas
Chili rojo de Texas (ración)
490 calorías, 6 g de fibra y 35 g de proteína

Cadenas de comida rápida y cafeterías

Dunkin' y Denny's tienen más en común que el hecho de que
puedas desayunar a cualquier hora. Uno es un local de comida
para llevar y el otro un restaurante para cenar, pero tienen el mismo objetivo: llevar la comida al estómago lo más rápido posible y
que dejes sitio al siguiente comensal.

El principal inconveniente de la comida rápida y de las cafeterías es la ausencia general de plantas en el menú, pero con
estas indicaciones podrás pedir rápidamente y con confianza.

Boston Market
Pechuga de pavo (mediana) + coles de Bruselas con beicon +
    pan de maíz
560 calorías, 7 g de fibra y 39 g de proteínas

Buffalo Wild Wings
Tacos de pechuga + ensalada de col
630 calorías, 6 g de fibra y 32 g de proteínas
Alitas tradicionales (6) con salsa + zanahorias y apio con salsa ranchera sin grasa
540 calorías, 5 g de fibra y 56 g de proteínas

Chick-Fil-A
Sándwich de pollo a la plancha + guarnición de kale crujiente
560 calorías, 7 g de fibra y 32 g de proteínas
Ensalada Spicy Southwest
450 calorías, 8 g de fibra y 33 g de proteínas

Denny's
Tortilla de verduras + fruta de temporada + muffin inglés
750 calorías, 6 g de fibra y 34 g de proteínas
Ensalada Cobb + salmón salvaje de Alaska + aliño italiano ligero
790 calorías, 6 g de fibra y 53 g de proteínas

Dunkin'
Sándwich de salchicha vegetal doble kosher Dunkin'
600 calorías, 6 g de fibra y 37 g de proteínas

Ihop
Tortilla de verduras con clara de huevo y guarnición de frutas
380 calorías, 8 g de fibra y 29 g de proteínas

Jack in the Box
Fajita pita de pollo con salsa + ensalada + vinagreta balsámica baja en grasa
375 calorías, 6 g de fibra y 28 g de proteínas
Ensalada de pollo a la plancha + vinagreta balsámica baja en grasa
500 calorías, 7 g de fibra y 26 g de proteínas

KFC

Receta original de pechuga de pollo (con hueso) + ensalada de col
560 calorías, 6 g de fibra y 40 g de proteínas

McDonald's

Ensalada asiática premium con pollo a la plancha
270 calorías, 5 g de fibra y 32 g de proteínas

Panda Express

Rollito de primavera de verduras (entrante) + gambas con miel y frutos secos + ración grande de verduras
640 calorías, 9 g de fibra y 22 g de proteínas

Pechuga de pollo con judías verdes + ½ ración de arroz frito + ración grande de verduras
540 calorías, 10 g de fibra y 31 g de proteínas

Panera Bread

Aguacate, clara de huevo y espinacas en un bagel de cereales germinados + beicon
420 calorías, 5 g de fibra y 22 g de proteínas

Ensalada Green Goddess Cobb con pollo (completa)
530 calorías, 8 g de fibra y 41 g de proteínas

Pavo sobre pan rústico de masa madre (integral) + sopa de diez verduras (taza)
470 calorías, 4 g de fibra y 32 g de proteínas

Popeyes

Pechuga de pollo exclusiva (1) + ensalada de col (grande)
800 calorías, 5 g de fibra y 38 g de proteínas

Blackened Tenders (5) + judías rojas y arroz (mediano)
530 calorías, 6 g de fibra y 51 g de proteínas

Subway

Bocadillo de pavo y beicon con guacamole en pan de 9 cereales
con lechuga, tomate, pimiento verde y pepino
511 calorías, 9 g de fibra y 49 g de proteínas

Ensalada Steak Club
480 calorías, 6 g de fibra y 45 g de proteínas

Taco Bell

Power Menu Bowl (pollo)
470 calorías, 7 g de fibra y 26 g de proteínas

Quesadilla de bistec + judías negras y arroz
690 calorías, 8 g de fibra y 31 g de proteínas

Wendy's

Ensalada de pollo con manzana y nueces + vinagreta de granada
540 calorías, 5 g de fibra y 32 g de proteínas

Chili (grande) + ½ ración de ensalada de tacos
685 calorías, 14 g de fibra y 37 g de proteínas

9

Elimina la grasa

Entender la lucha interna secreta
entre la grasa y el músculo, y las estrategias
inteligentes que ayudarán a los buenos a ganar.

Dentro de tu cuerpo se libra una batalla. No hay niebla de guerra ni ambigüedad moral. Solo hay un enemigo empeñado en la muerte y la destrucción, y su nombre es grasa visceral. Su arma principal es la inflamación. Pero un buen tipo lucha para salvarte la vida. Se llama músculo. Y su arma secreta es el microbioma.

Si entiendes lo que está en juego en este conflicto permanente, podrás hacerte una idea bastante clara de cómo debes comer y vivir para mantenerte delgado y sano: si es bueno para tus músculos y tu microbioma, hazlo. Si no es bueno para tus músculos y tu microbioma, estás alimentando al enemigo.

Adelante, haz músculo

Levanta el brazo y dóblalo. Flexiona el bíceps.

El músculo que ves cuando flexionas el brazo representa en torno al 5 % del músculo esquelético total de tu cuerpo. Ahora piensa que eso es aproximadamente lo que perdemos cada década después de los treinta años. En otras palabras, cuando llegamos a los cincuenta, en general perdemos dos brazos de músculo.

Este proceso natural de pérdida de masa muscular relacionada con la edad se debe a una combinación de varios factores, desde las hormonas hasta la falta de ejercicio y, sí, lo has adivinado, la inflamación.

Ahora bien, si una de tus principales preocupaciones es estar más sano y eliminar parte de la grasa abdominal, puede que cuidar tus músculos no te parezca una gran prioridad. No tienes previsto participar en un concurso de lucha de brazos o de culturismo en un futuro próximo. ¿A quién le importa si tienes menos músculos? Bueno, los músculos no son solo para lucirlos con camiseta o ayudar a tu vecino a empujar el coche para sacarlo de una zanja. Tener más músculos (fuertes y sanos) es vital para muchas de las cosas que te permiten disfrutar de la vida. Cuando los músculos se debilitan, también lo hacen tus oportunidades de disfrutar del mundo que te rodea. Los músculos son fundamentales para mantenerte erguido y en movimiento, independiente y con control sobre tu cuerpo durante décadas.

Y no es exagerado decir que pueden salvarte la vida.

La relación entre el músculo y la salud

A medida que nos acercamos a la mediana edad, los músculos se convierten en un recurso cada vez más preciado y menguante. Pero piénsalo: aparte de las distensiones, los esguinces y los dolores ocasionales, ¿alguna vez tu médico te ha preguntado qué haces para cuidar los músculos? Seguro que le preocupa el corazón, que es el músculo que más trabaja, pero los demás también son importantes. De hecho, cuanto más fuertes sean, más fuerte será el corazón. Diversos estudios han demostrado que las personas con menor masa muscular en la tercera edad tienen mayor riesgo de enfermedad cardiovascular. En un estudio, los hombres con mayor masa muscular a los cuarenta y cinco años tenían un 81 % menos de riesgo de sufrir enfermedades cardiacas que los que tenían menos masa muscular. Y si tienes una enfermedad cardiaca, mantenerte fuerte puede ayudarte a vivir más tiempo. En un estudio de personas a las que se les había diagnosticado una enfermedad cardiovascular, las que tenían niveles más altos de masa muscular y niveles más bajos de grasa mostraban la tasa de mortalidad general más baja.

Y no solo ayudas al corazón.

- **El músculo combate la hipertensión.** En un estudio de hombres (de cuarenta y tres años de media), los investigadores descubrieron que entre los que padecían prehipertensión, los niveles más altos de fuerza muscular se correlacionaban con un menor riesgo de desarrollar hipertensión total en los años siguientes.

- **El músculo reduce el riesgo de síndrome metabólico.** El síndrome metabólico es una constelación de problemas de salud, como exceso de grasa abdominal, hipertensión, hiperglucemia y colesterol alto, todos ellos relacionados con enfermedades cardiacas. Varios estudios han demostrado que cuanto mayor sea la fuerza muscular, menores serán las posibilidades de desarrollar el síndrome.

- **El músculo reduce la diabetes.** Según un estudio, tener más músculos podría reducir el riesgo de diabetes tipo 2 hasta en un 32 %. La mayor masa muscular también se ha correlacionado con mejor sensibilidad a la insulina y menor riesgo de diabetes o prediabetes. En un estudio de 13.644 personas, las que tenían el porcentaje más bajo de músculo tenían un 63 % más de probabilidades de tener diabetes que las que tenían el porcentaje más alto.

- **El músculo combate el cáncer.** Las pacientes con cáncer de mama con una masa muscular elevada tienen más probabilidades de sobrevivir a la enfermedad que las que tienen menos masa muscular, según un estudio de 3.241 mujeres (de cincuenta y cuatro años de media) con cáncer de mama invasivo en estadio 2 o 3. Y en un estudio de hombres que se habían sometido a una prostatectomía radical para tratar el cáncer de próstata, los investigadores observaron que los que tenían niveles más bajos de músculo eran más propensos sufrir una recidiva del cáncer y a morir a causa de la enfermedad.

- **El músculo ayuda a prevenir el alzhéimer y reduce el riesgo de demencia.** Un estudio analizó a 970 personas mayores sin evidencias de deterioro cognitivo. Los investigadores sometieron a los sujetos a una serie de pruebas de fuerza y clasificaron a los participantes en una escala de –1,6 (la más débil) a 3,3 (la más fuerte). En los 3,6 años siguientes, el 15 % de los sujetos desarrollaron alzhéimer, pero el riesgo de padecer la enfermedad dependía en gran medida de su posición en la escala de fuerza: por cada punto de aumento de la fuerza muscular, el riesgo de padecer alzhéimer se reducía en un 43 %.

- **El músculo te hace más inteligente.** Un estudio mostró que tener poca masa muscular era indicador de baja función ejecutiva, es decir, la capacidad de concentrarse, organizarse y en general dirigir la propia vida. Puede que el estereotipo de los «deportistas tontos» no sea tan cierto.

- **El músculo te hace más feliz.** En un estudio de tres mil adultos mayores de sesenta años, casi uno de cada diez dijo tener síntomas depresivos. Los investigadores evaluaron la fuerza de agarre de la mano, una forma habitual de medir la fuerza muscular general. Descubrieron que tener un agarre fuerte se correlacionaba inversamente con los síntomas de depresión; cuanto más fuerte seas, menos probabilidades tendrás de sufrir una depresión clínica.

Por todas esas razones y más, no es de extrañar que la baja fuerza muscular se asocie a un elevado riesgo de muerte, al margen de los niveles de salud general, según un estudio con 4.449 personas mayores de cincuenta años. Ni siquiera el ejercicio cardiovascular parece protegerte si dejas que tus niveles de fuerza se deterioren. Las pruebas son tan claras que un editorial de 2019 del *Journal of Cardiology* recomendó que los cardiólogos empezaran a aconsejar a sus pacientes sobre alimentación y ejercicio para desarrollar músculo.

Inflamación contra músculo: el último enfrentamiento

En el capítulo 1 comentamos que la inflamación desempeña un papel importante en el aumento de peso, pero también es una de las causas principales de la pérdida de masa muscular a medida que envejecemos. En 2020 en una metarrevisión de cientos de estudios que analizaron a más de 89.000 personas se descubrió que «los niveles más altos de marcadores inflamatorios circulantes se correlacionan significativamente con menores fuerza y masa muscular».

Pero lo mismo sucede a la inversa: cuando se desarrolla músculo, se reducen la inflamación y el riesgo de aumento de peso. De hecho, el músculo es un «importante órgano regulador inmunológico», según un estudio de 2019. No es de extrañar que exista una fuerte relación entre músculos sanos y microbioma saludable. Una revisión de estudios publicada en 2019 en *Frontiers in Physiology* observó que aumentar la salud del microbioma alimentándolo con una amplia gama de fibras vegetales puede tener un impacto positivo tanto en la masa muscular como en la función física.

Y los músculos combaten mejor los incendios cuando los mantenemos fuertes. En un estudio espeluznante pero fascinante de 2021, los investigadores de la Universidad de Duke crearon células musculares en un laboratorio y las expusieron a altos niveles de compuestos inflamatorios durante siete días. Como era de esperar, el músculo se encogió y se debilitó, pero cuando estimularon el tejido muscular con electrodos para simular el ejercicio, descubrieron que las células musculares se oponían directamente a la señalización proinflamatoria de los compuestos, lo que eliminaba casi por completo sus efectos.

Así que el músculo combate la inflamación por sí solo, pero también el aumento de peso de otras formas muy importantes: el músculo absorbe el exceso de azúcar de la sangre y lo almacena en forma de glucógeno, que puede utilizarse para dar energía al cuerpo. Cuanto más músculo tengas, más glucógeno podrás almacenar y menos azúcar en la sangre se acumulará en las células grasas. Un estudio mostró que un bajo nivel de aptitud muscular se correlacionaba con mayores probabilidades de engordar al menos diez kilos durante los siguientes veinte años.

El músculo también quema más calorías que la grasa, incluso en reposo: unas seis calorías diarias por medio kilo de músculo, frente a dos calorías diarias por medio kilo de grasa. Puede que no parezca una diferencia significativa, pero a medida que envejecemos, ese equilibrio significa mucho. Cuando somos jóvenes, el músculo puede representar alrededor de la mitad de nuestra masa corporal; a los setenta y cinco años puede ser solo el 25 %.

Pero la grasa y la inflamación crónica son una camarilla retorcida y no van a tomarse a la ligera esta interferencia de los músculos en el almacenamiento de glucosa, la regulación del sistema inmunitario y la quema de calorías. Tienen una inteligente estrategia de contraofensiva para sustituir el músculo sano por grasa.

Como vimos en el capítulo 1, en cuanto la grasa y la inflamación se afianzan, empiezan a dañar los receptores de insulina del cuerpo. Cuando esto sucede, más azúcar de la sangre se dirige hacia las células grasas del abdomen, que siguen hinchándose. Al final llega un punto en el que se desbordan. Los ácidos grasos se derraman de las células grasas, inundan el resto del cuerpo y se acumulan en el hígado y los músculos.

Esto crea una afección llamada lipotoxicidad: a medida que se acumula grasa en los músculos, estos empiezan a perder fuerza. Un estudio de 1.800 adultos mayores sanos con altos niveles de grasa intramuscular observó que la masa muscular magra disminuía en torno al 1 % por año, pero la fuerza hasta un 4 %.

Hay mucho en juego en este conflicto, pero mantener la distensión entre los músculos y el microbioma, por un lado, y la inflamación y la grasa abdominal, por el otro, es un delicado ejercicio de diplomacia, porque a menudo, cuando intentamos adelgazar, acabamos dando una ventaja inesperada a la grasa abdominal y a la inflamación.

Grasa en movimiento

Cuando somos bebés, estamos muy gordos. Mejillas gordas, muslos gordos y tobillos y muñecas gordos. Toda esa grasa subcutánea está ahí para protegernos y proporcionarnos lo que los científicos llaman «homeostasis», pero lo que tú y yo llamamos mantenerlo todo junto. La grasa ayuda a regular el sistema inmunitario, el metabolismo, las hormonas, la temperatura corporal y los niveles de inflamación, de modo que todos estos sistemas trabajen juntos para mantenernos sanos.

Durante la infancia esa grasa empieza a cambiar, y el cambio se acelera en la pubertad. En la adolescencia y los primeros años de la edad adulta la grasa se acumula en los lugares adecuados. Incluso en las mujeres más delgadas, la grasa representa entre el 30 y el 40 % de su cuerpo; en los hombres, del 15 al 20 %.

Y esa grasa sigue protegiéndonos durante toda la vida, aunque empecemos a ganar peso en los muslos, el trasero o los michelines; por eso este tipo de grasa, llamada subcutánea, no está relacionada con problemas como las cardiopatías o la diabetes.

Así que la grasa del tronco es buena, pero la de la barriga es mala. Y a medida que envejecemos, la grasa del tronco no quiere quedarse ahí. El cuerpo empieza a cambiar de forma en la mediana edad; a partir de los cuarenta, la grasa visceral aumenta una media del 200 % en los hombres y del 400 % en las mujeres.

Parte de este proceso es el aumento de peso, pero otro factor importante es que a partir de los cuarenta años la grasa empieza a viajar. De hecho, alrededor del 50 % de la grasa que se acumula en el abdomen está compuesta por grasa que antes estaba en otras partes del cuerpo. Una vez allí, pasa de grasa subcutánea protectora a la peligrosa grasa visceral, y se reúne con células inmunitarias para crear un círculo vicioso de aumento de peso y de inflamación.

Parte de este cambio tiene que ver con la pérdida de músculo. Un estudio observó que los hombres de sesenta a sesenta y nueve años pesan una media de casi cuatro kilos más que los de veinte a veintinueve años a pesar de tener casi seis kilos menos de músculo; las mujeres mayores pesan cinco kilos y medio más que las jóvenes a pesar de tener casi seis kilos menos de músculo. Pero el factor principal es hormonal: a medida que disminuyen el estrógeno y la testosterona, también disminuye la protección contra el crecimiento de la grasa visceral.

A medida que aumenta el peso y disminuye el músculo, el cuerpo reevalúa su relación con los alimentos y las grasas. Cuando somos delgados, alrededor del 5 % de la glucosa (el azúcar de la sangre que se forma a partir de las calorías que consumimos) se dirige al tejido graso, y el resto se utiliza como energía o se almacena en el hígado y los músculos. Pero conforme aumentamos de peso, las cosas cambian; en personas obesas, alrededor del 20 % de esa glucosa se encamina directamente a las células grasas. La grasa engendra grasa.

Por eso es tan importante desarrollar músculo para mantener el abdomen delgado, la inflamación baja y el microbioma sano.

Cómo el Plan Integral Antigrasa protege los músculos que nos salvan la vida

La mayoría de los programas de pérdida de peso son básicamente también programas de pérdida muscular. En las personas con sobrepeso u obesas, entre el 20 y el 30 % del peso perdido con una dieta típica de restricción calórica es músculo. La razón es muy sencilla: evolucionamos en una época de escasez, cuando toda comida suponía una lucha por la supervivencia, no solo un rápido desplazamiento en coche hasta el supermercado. Por lo tanto, cuando reducimos calorías para perder peso, el cuerpo prefiere renunciar al músculo, que quema calorías, antes que a la grasa, que acumula calorías. Es una de las razones por las que la mayoría de los programas de pérdida de peso provocan un efecto rebote. Sacrificamos músculo, no podemos quemar tantas calorías, no podemos almacenar tanta azúcar en sangre y no podemos luchar con tanta eficacia contra la inflamación. En cuanto dejamos de restringir las calorías y volvemos a comer con normalidad, la mesa está preparada para que la grasa y la inflamación causen estragos aún mayores.

Por eso el Plan Integral Antigrasa incluye grandes dosis de proteínas en cada comida, pero sobre todo en el desayuno. Se ha demostrado que las proteínas son nutrientes clave para mantener los músculos sanos. Un estudio reciente de la Universidad Wake Forest analizó los efectos de las dietas bajas y altas en proteínas. Las personas del grupo con alto contenido en proteínas no solo perdieron más peso que los del grupo con bajo contenido en proteínas, sino que un mayor porcentaje de la pérdida de peso procedía de la grasa. Las proteínas ayudaron a los participantes a mantener la masa muscular, a mejorar la calidad ósea y a reducir el riesgo de numerosos problemas de salud, como la diabetes y los accidentes cerebrovasculares. Combinar la dieta con el entrenamiento de resistencia magnifica este resultado.

Ya hemos explicado cómo el cuerpo de los mayores necesita mayores dosis de proteínas (entre 25 y 30 gramos en cada comida, más proteínas adicionales en tentempiés) para «apretar el gatillo» del proceso de síntesis de proteínas, el proceso mediante el cual convertimos las proteínas de la dieta en músculo. Y hemos demostrado que el ciudadano medio come solo 10 gramos de proteínas en el desayuno, una dieta perfecta para aumentar la pérdida de masa muscular a medida que envejecemos.

Pero la cantidad de proteínas es solo una parte de la ecuación; la calidad también importa. Las proteínas «completas», que incluyen toda la gama de aminoácidos, estimulan mucho mejor el mantenimiento de los músculos. En especial el aminoácido leucina, presente en productos animales, sobre todo en los lácteos y en la proteína de soja, parece ser el predictor más fuerte de la respuesta proteína-músculo.

Cuando se trata de conservar los músculos mientras se pierde peso, las proteínas por sí solas no bastan. Puede que no pensemos en las frutas y verduras como alimentos para los culturistas, pero lo son. De hecho, un estudio publicado en el *Journal of Nutrition* realizó un seguimiento a 3.759 personas durante doce años. Al final del estudio, las que comían más verduras de hojas verdes eran más fuertes, más rápidas y tenían piernas más potentes que las que comían menos. Por lo tanto, si persigues tu objetivo de comer treinta plantas diferentes por semana, estarás haciendo algo más que solo hacer felices a tus bichitos. También alimentarás tus músculos. Piensa en lo que hay en tu plato:

- **Frutas y verduras.** ¿Te gustaría tener un kilo y medio más de músculo magro y sano? Es la cantidad con que contaban las personas mayores que comían muchos productos ricos en potasio en un estudio, en comparación con las que ingerían solo la mitad de potasio. Piensa en los plátanos, por supuesto, pero también en el brócoli, las espinacas, los tomates, el melón, los orejones y las ciruelas pasas. Los investigadores también han descubierto una correlación entre los niveles más altos de ingesta de vitamina C y una mayor masa muscular; más razones para disfrutar de los cítricos, así como de las frutas del bosque, los pimientos, el kiwi, la coliflor, los tomates y el poderoso brócoli. Sigue así y verás resultados rápidos. Un pequeño estudio de personas mayores mostró que las que aumentaron su consumo de fruta y verdura de dos a cinco raciones diarias tenían más fuerza de agarre después de dieciséis semanas.

- **Judías y legumbres.** Cuando la Clínica Cleveland preguntó a dietistas sobre qué fuentes de proteínas preferían, el yogur griego, los huevos y el salmón salvaje se situaron, como era de esperar, entre los cuatro primeros puestos, pero su recomendación número uno fueron las judías, las lentejas y los guisantes partidos. Las legumbres aportan proteínas y fibra, e incluso contienen pequeñas cantidades del aminoácido leucina, fundamental para el desarrollo muscular. Y, al igual que las verduras de hoja verde, tienen un alto contenido de vitamina B folato. En un estudio de personas mayores con diabetes, cuanto más elevados eran los niveles de folato de una persona, mayor era su fuerza en las piernas y su fuerza de agarre.

- **Frutos secos, semillas y aceites saludables.** El tipo de grasa de tu dieta influye en el tipo de grasa de tus músculos. Si optas por las grasas monoinsaturadas que se encuentran en los frutos secos, las semillas, las aceitunas y los aguacates, será como darle al Hombre de Hojalata una lata de aceite saludable, lo que te permitirá tener músculos más sanos y que funcionarán mejor. Los frutos secos, las semillas, el aguacate y las aceitunas también son excelentes fuentes de vitamina E que, como otros antioxidantes, ayudan a proteger la salud de los tejidos corporales. Dado que los músculos consumen más oxígeno que cualquier otra parte del cuerpo, son más susceptibles al daño causado por los radicales libres, esos átomos o moléculas sueltos que son los efectos secundarios naturales de la vida cotidiana. Pero la vitamina E (en los alimentos, no en pastillas) ayuda a prevenir los daños de músculos relacionados con la edad, entre otras cosas acorralando a estos alborotadores rebeldes. Otro nutriente fundamental que aporta grasas saludables es el magnesio, presente en altos niveles en las semillas de calabaza, las almendras, los anacardos y los cacahuetes. Un estudio mostró que los niveles más altos de magnesio en la sangre se correlacionaban con mayor fuerza de agarre y potencia de los músculos de las piernas en los adultos mayores.

• **Alimentos lácteos ricos en vitamina D y calcio.** Unos niveles saludables de vitamina D pueden ayudar a aumentar el rendimiento muscular y reducir el riesgo de caídas. El calcio también desempeña un papel importante en el buen funcionamiento de los músculos y contribuye a mantener la tensión arterial sana, además de ser la base de la salud ósea. Unos 54 millones de estadounidenses tienen osteoporosis o su precursora, la osteopenia. ¿Hasta qué punto puede alterar la vida la baja densidad ósea? Diversos estudios sugieren que aproximadamente una de cada dos mujeres y hasta uno de cada cuatro hombres mayores de cincuenta años se romperán un hueso debido a la osteoporosis. Se calcula que esta enfermedad es responsable de dos millones de huesos rotos al año. Y romperse un hueso puede ser mortal. Casi uno de cada cuatro pacientes de más de cincuenta años con fractura de cadera muere durante el año siguiente a la fractura. Proteger los músculos es fundamental para proteger los huesos.

Más allá de la dieta: ha llegado el momento de unirse a la resistencia

Llevar una dieta rica en proteínas y nutrientes es un aspecto fundamental para proteger la masa muscular, pero no es suficiente. Tener los músculos fuertes y sanos exige ejercicio. En concreto, ejercicios con pesas o de resistencia: entrenamiento con pesas, yoga, pilates, calistenia y otros ejercicios que ponen a prueba nuestros músculos y nos ayudan a mantenernos fuertes.

Si corres, montas en bicicleta o sencillamente paseas a menudo a tu perro, sigue haciéndolo. El ejercicio cardiovascular ayuda a reducir el aumento de peso y el riesgo de enfermedad cardiaca, ya que mantiene los pulmones y el músculo cardiaco fuertes, y las arterias y las venas sin placa. Pero necesitas un plan de entrenamiento completo, un programa de ejercicios que te ayude a convertir la grasa en energía, reduzca la inflamación, mejore la salud de tu microbioma y aumente tu masa muscular.

Por suerte, este programa de entrenamiento existe. Pasa al siguiente capítulo y empecemos.

Tus músculos mágicos

El más fuerte: El músculo de la mandíbula o masetero. El récord Guinness de mordida más fuerte, establecido por un hombre de Florida, fue de 442 kilos.

El más rápido: El músculo del párpado u orbicular de los ojos. Un parpadeo, medido por los investigadores, dura unos 0,3 segundos.

El más grande: El músculo del trasero o glúteo mayor. Ya que estamos aquí, un dato sobre la grasa de los glúteos: los investigadores sugieren que puede mejorar el rendimiento cognitivo porque tiende a ser más rica en ácidos grasos omega-3 que estimulan el cerebro, mientras que la grasa del abdomen es más rica en compuestos inflamatorios que inhiben el cerebro. ¡Ponte a hacer twerking!

Los silenciadores musculares

No se trata solo de la inflamación. Aquí tienes cuatro razones más por las que perdemos masa muscular a medida que envejecemos:

1. **Reducción de la actividad física.** Es posible que hagamos menos ejercicio y que sustituyamos el gimnasio o la bicicleta por actividades menos agotadoras. Puede que juguemos menos y que abandonemos el softbol o el esquí por una lesión en la rodilla o en un hombro. Y puede que caminemos menos, nos movamos más en coche y dejemos tareas como cortar el césped a los adolescentes del barrio. Todo ello contribuye a reducir el estrés al que sometemos a los músculos.

2. **Niveles elevados de radicales libres.** El cuerpo produce estas moléculas errantes cada vez que descompone los alimentos o gestiona toxinas como el humo del tabaco y la contaminación. El exceso de radicales libres acelera el proceso de envejecimiento a nivel celular, lo que provoca desde arrugas hasta enfermedades cardiacas y debilitamiento de los músculos. Algunas vitaminas, minerales y otros nutrientes funcionan como antioxidantes y reducen la influencia de los radicales libres.

3. **Disfunción mitocondrial.** Las mitocondrias son las baterías que alimentan las células. A medida que envejecemos, las mitocondrias no funcionan tan bien. El resultado es que se produce un toma y daca entre las mitocondrias y el músculo: conforme el músculo disminuye, las mitocondrias parecen ser cada vez menos eficaces para generar energía, y viceversa. Piensa en una linterna cuando se está quedando sin batería. Aunque sigue funcionando, la luz es más tenue.

4. **Cambios hormonales.** La testosterona es uno de los principales impulsores del mantenimiento muscular, pero sus niveles descienden según envejecemos. En los hombres, la testosterona disminuye aproximadamente un 1 % por año a partir de los treinta años. Las mujeres también sufren un descenso, sobre

todo entre los veinte y los cuarenta y cinco años. Otras hormonas también intervienen en el mantenimiento de los músculos: el estrógeno, la hormona del crecimiento y la vitamina D (técnicamente una hormona, no una vitamina) disminuyen con la edad.

10

El mejor programa de ejercicios para el intestino

Este programa de ejercicios para el microbioma, científicamente probado, te ayudará a quemar grasa, desarrollar músculos y reducir la inflamación. Además, un pequeño truco que te ayudará a parecer más delgado rápidamente.

¿Te has imaginado alguna vez como un deportista de élite? Te lo diré de otro modo: ¿te has imaginado alguna vez como miles de millones de pequeños deportistas de élite, todos reunidos en un solo cuerpo, y cada uno dándolo todo para ganar?

Resulta que la diferencia entre Patrick Mahomes y el jugador de fútbol americano medio podría ser algo más que puro talento y práctica, práctica y práctica. Podría tener que ver con la salud de sus bacterias intestinales. Diversos estudios muestran que los deportistas de élite tienen más bacterias beneficiosas para la salud y mayor biodiversidad en el microbioma. Y los deportistas en mejor forma física y con los niveles más altos de aptitud cardiovascular también tienen los niveles más altos de diversidad microbiana intestinal.

¿Llegará el momento en que los ojeadores de la NFL dejen de elegir a los jugadores basándose en sus tiempos de esprint de 40 yardas y los seleccionen en función de muestras de caca? Esperemos que no, pero las investigaciones muestran que los seres humanos más aptos físicamente, más exitosos y competitivos son los que tienen los bichitos de la barriga en mejor forma física. Cuando los investigadores compararon a jugadores de rugby de élite con no deportistas, aunque delgados y sanos, descubrieron que los primeros tenían una media del doble de cepas diferentes de un tipo de bacteria. Y una investigación del American Gut Project ha descubierto que cuanto más frecuentemente se hace ejercicio, más diverso se vuelve el microbioma.

¿Qué tipo de ejercicio? Una extensa revisión de 2021 sobre la relación entre el ejercicio y la salud intestinal publicada en *Frontiers in Nutrition* descubrió que tanto el ejercicio moderado como el intenso tienen efectos positivos en el microbioma intestinal, pero el ejercicio moderado podría ser más eficaz para reducir la inflamación y el intestino permeable, y mejorar la mezcla del microbioma intestinal. Esto es lo que la ciencia nos dice acerca de cómo realizar el mejor ejercicio para tu salud intestinal.

Cómo un paseo después de cenar puede cambiarte el intestino... y la vida

Cuando pensamos en hacer ejercicio, a menudo imaginamos el ruido metálico de un gimnasio, el golpeteo de una cinta de correr o las indicaciones de un entrenador en una pantalla de vídeo encima de nuestra bicicleta Peloton.

Pero, aunque creamos que un buen entrenamiento exige sudar mucho y ponerse «cachas», o como se diga hoy en día, cuando se trata del microbioma, algo mucho más modesto puede ser igualmente importante. De hecho, el simple hecho de caminar al aire libre puede ser una forma de ejercicio muy eficaz, sobre todo cuando se trata de combatir la inflamación, curar los intestinos y ayudar al microbioma.

Mejorar el microbioma

Aún no está claro por qué el ejercicio tiene este poderoso efecto sobre el microbioma. Una teoría es que, como el ejercicio aumenta el lactato del cuerpo, es posible que el ácido láctico resultante ayude a alimentar estas bacterias buenas para ti. Otra teoría es que el aumento del flujo sanguíneo en todo el cuerpo podría afectar positivamente a las células de la pared intestinal. Y una tercera idea es que los cambios hormonales provocados por el ejercicio podrían estimular las bacterias saludables.

Lo que sí sabemos es que el ejercicio aumenta las demandas de oxígeno y de energía del cuerpo. Para ayudarlo a satisfacer esta necesidad, el intestino responde aumentando la cantidad y la diversidad de especies que producen ácidos grasos de cadena corta (AGCC), mientras que las especies que pueden causar enfermedades, como *E. coli*, disminuyen.

Un grupo de investigadores llevó a cabo hace poco una revisión de siete estudios y descubrió que un paseo ligero después de comer «reducía significativamente los niveles de glucosa posprandial», mientras que quedarse sentado permitía que los niveles de glucosa en sangre aumentaran sin cesar. Los niveles elevados de glucosa implican una mayor probabilidad de ganar peso, ya que el cuerpo está repleto de azúcar en la sangre y necesita encontrar un lugar para almacenarla.

Así que dar un paseo después de cada comida podría tener un enorme impacto en tu peso y tu salud en general, pero para maximizar los beneficios para la salud no te limites a andar por el salón de tu casa. Sal a la calle.

Cuanto más tiempo pases al aire libre, más diverso podrá volverse tu microbioma. Esto se debe en parte a que te expones a una mayor variedad de bacterias y levaduras del aire, en lugar de a lo que

Y no se necesitan meses o semanas, ni siquiera días de ejercicio para conseguir este efecto. De hecho, se puede mejorar el equilibrio entre los buenos y los malos en el transcurso de una sola sesión. En un estudio, los investigadores tomaron muestras de heces de veinte deportistas aficionados antes y después de correr media maratón. Descubrieron que durante la carrera el intestino de los deportistas mostraba un aumento de veinte microbios sanos y diferentes.

¿No estás preparado para correr media maratón? No hay problema. Otro estudio analizó a personas sedentarias a las que se les había diagnosticado diabetes o prediabetes. La mitad de ellas hizo ejercicio en intervalos de alta intensidad, y la otra mitad de intensidad moderada. Ambos entrenamientos aumentaron los niveles de *Bacteroidetes*, un grupo de bacterias intestinales que ayudan al sistema inmunitario a producir compuestos antiinflamatorios. (Los estudios relacionan los niveles elevados de estas bacterias con un menor riesgo de obesidad).

queda atrapado o filtrado en tu oficina, en tu salón o en el gimnasio de tu barrio. De hecho, desde el brote de la COVID-19, el mercado de filtros de aire se ha disparado. Un informe de 2023 de Grand View Research estimó que el mercado de filtros de aire de ese año ascendería a 13.900 millones de dólares, y predijo que la industria casi se duplicaría hasta alcanzar los 26.000 millones de dólares en 2030.

Pero nuestro intento de protegernos de los microbios de la naturaleza bien podría socavar la capacidad de nuestro cuerpo para acceder a algo que tanto necesitamos: esos mismos microbios que se encuentran en la naturaleza. Porque, junto con un puñado de virus, hongos y alérgenos desagradables, hay incontables billones de microbios que colaboran con nuestro cuerpo de forma saludable.

«Sal a la naturaleza y entra en contacto con los microbios con los que evolucionamos —me recomendó la doctora Shilpa Ravella, pro-

El secreto es encontrar una intensidad de ejercicio que te funcione, que puedas seguir, porque la clave es la constancia. Un estudio descubrió que cuando las personas empezaban un plan de ejercicios cardiovasculares, la calidad de su microbioma intestinal cambiaba drásticamente en solo una semana, lo que sugiere que el microbioma responde con rapidez a la llamada y se mantiene más sano durante todo el programa de ejercicio. Pero los investigadores también descubrieron que los cambios positivos disminuían a gran velocidad una vez concluido el periodo de ejercicio.

Y puedes combinarlo como mejor te parezca. Otro estudio analizó a treinta y dos mujeres que hicieron ejercicio a distintas intensidades durante seis semanas; en ese periodo variaron su ejercicio entre treinta y sesenta minutos cada vez, y entre el 60 % de frecuencia cardiaca máxima (un ritmo al que se puede hablar cómodamente y mantener la respiración) y el 75 %, que es cuando se empieza a sudar. Al cabo de seis semanas mostra-

fesora adjunta de medicina en el Centro Médico de la Universidad de Columbia y autora de *A Silent Fire*—. Puede ser salir a pasear o trabajar en el jardín. Pasamos casi todo el tiempo en casa o en un despacho, y para hacer ejercicio vamos a un gimnasio. Gran parte de la solución es estar expuesto a la cantidad y la calidad adecuadas de gérmenes».

Otra forma de aumentar los buchitos de la barriga es nadar, no en la piscina llena de cloro del gimnasio, sino en un lago, un río o una playa. «Cuando piensas en el microbioma intestinal, bueno, solo es una parte —me dijo Ravella—. Tienes el microbioma de la piel, tienes uno en los pulmones, y si te ensucias los pies o acabas tragando un poco de agua del mar, tus límites se amplían».

Un estudio finlandés analizó a niños que jugaban en el bosque frente a otros que lo hacían en la guardería de una ciudad, y descubrió que los primeros tenían un microbioma más diverso.

ron grandes mejoras en la diversidad del microbioma. Pero después se les indicó que dejaran de hacer ejercicio durante seis semanas. El resultado: al final del periodo de inactividad, todos los intestinos habían vuelto a su estado original, lo que sugiere una vez más que lo importante no es tanto la intensidad ni la duración del entrenamiento como el compromiso de mantenerlo.

La pastilla que acaba con tus capacidades

Un estudio tras otro ha mostrado que cuanto más sano esté el microbioma, mejor será el estado físico general y el rendimiento deportivo. Sin embargo, los deportistas de élite toman antibióticos con el doble de frecuencia que la media, en un esfuerzo equivocado por evitar enfermedades que podrían reducir su capacidad para competir.

Últimamente, los investigadores han relacionado el uso excesivo de antibióticos (que pueden ser devastadores para el microbioma) con la debilidad muscular, el dolor e incluso la disminución del espíritu competitivo. En estudios con animales, los ratones criados para ser corredores de élite se mostraron más lentos y menos motivados para hacer ejercicio después de un tratamiento con antibióticos. La revista *Sports Health* incluso advirtió a los «deportistas de todas las edades» que el uso habitual de antibióticos se ha relacionado con una serie de lesiones, así como con la «disminución del rendimiento».

El mejor entrenamiento para los bichitos de la barriga

He creado un programa de ejercicio físico basado en estudios sobre el microbioma humano que demuestran sistemáticamente que la combinación de ejercicio aeróbico moderado y entrenamiento de resistencia es una forma eficaz de aumentar la diversidad en el intestino, lo que implica un corazón más sano, un sistema inmunitario más eficaz y un cerebro más saludable y despierto. Si sigues el Plan Integral Antigrasa y empiezas cada día con 30 gramos de proteínas, maximizarás la eficacia de este programa. En los estudios, los que siguieron este entrenamiento y consumieron 30 gramos de proteína de suero de leche por día perdieron peso, redujeron el porcentaje de grasa corporal y mejoraron el microbioma intestinal en ocho semanas. Te sorprenderá lo rápido que puedes...

- Reducir centímetros de abdomen.

- Quemar la grasa no deseada.

- Desarrollar músculos delgados, fuertes y tonificados.

- Mejorar la sensibilidad a la insulina.

- Reducir la presión arterial y proteger el corazón.

- Sentirte más fuerte, con más capacidad de movimiento y más energía.

Calentamiento: Trote suave o caminata rápida durante cinco minutos en una cinta de correr, o calentamiento ligero en otra máquina.

Cardio: Entrenamiento aeróbico de intensidad moderada durante dieciocho minutos en la máquina de cardio que prefieras. En el transcurso de las siguientes ocho semanas intenta llegar a los treinta y dos minutos. Puedes variar entre remo, bicicleta, subir escaleras, correr o caminar a paso ligero. Intenta alcanzar un nivel de intensidad que le permita mantener una conversación, aunque respires un poco más fuerte.

Resistencia: Elige de la lista siguiente tres ejercicios para la parte superior del cuerpo, tres para la parte inferior y uno para el tronco. Puedes variar estos ejercicios para no aburrirte. Empieza con un peso que puedas levantar durante tres series de ocho repeticiones, y que la última te cueste. (En general entre el 50 y el 70 % de tu fuerza máxima). A medida que te fortalezcas, aumenta la cantidad de repeticiones de las series. Cuando puedas hacer tres series de doce repeticiones cómodamente y de la forma correcta, aumenta el peso, vuelve a bajar a ocho repeticiones y empieza de nuevo. Intenta aumentar de peso entre un 15 y un 20 % en el transcurso de ocho semanas. En un estudio realizado en 2023 en la Universidad de Missouri-Columbia, los que siguieron este programa mostraron niveles más bajos de glucosa en ayunas, presión arterial más baja y menor circunferencia de cintura. También mostraron aumentos significativos de bacterias concretas que sabemos que protegen contra el aumento de peso y la resistencia a la insulina.

Estiramientos: Haz el **estiramiento del abdomen plano** (instrucciones en la p. 228) y al menos un estiramiento más en cada entrenamiento. He incluido diversos estiramientos para la parte inferior del cuerpo, pero asegúrate de aprovechar uno de los trucos más fáciles y eficaces para conseguir un abdomen plano.

A medida que la barriga aumenta, las caderas empiezan a inclinarse hacia adelante, lo que nos encorva y nos hace parecer más mayores y pesados de lo que somos. A esto se suma la cantidad de tiempo que pasamos sentados; cuantas más horas pasemos con las rodillas pegadas al abdomen, más flexores de la cadera (los músculos que recorren la parte delantera de la cadera y nos ayudan a levantar las piernas) se acortan y se tensan. Pero el estiramiento de vientre plano puede corregir esta inclinación pélvica y ayudarte a parecer más delgado.

Ejercicios para la parte superior del cuerpo

Elige un ejercicio de cada fila:
Pecho / Hombros / Espalda
1. Press de pecho / Press por encima de la cabeza / Remo vertical
2. Press de pecho inclinado / Elevación lateral / Remo sentado
3. Flexiones declinadas o dips / Elevaciones frontales alternas / Face pull
4. Flies / Flies invertidos inclinados / Remo con mancuernas a un brazo

Ejercicios para la parte inferior del cuerpo

Elige tres:
Sentadillas
Peso muerto sumo
Escalón con peso
Curl de isquiotibiales
Kickback
Press de piernas

Ejercicios de tronco

Elige uno:
Caminata del granjero (mancuerna en una mano)
Plancha
Plancha lateral
Crunch
Levantamiento de piernas

Estiramientos

En cada entrenamiento:
Estiramiento del abdomen plano
Además, añade al menos uno de los siguientes:
Estiramientos de cuádriceps de pie
Estiramiento de cadera y muslo
Estiramiento de la banda iliotibial
Postura de cuatro tumbada

Cómo hacerlos

Nota: El mejor lugar para este entrenamiento es un gimnasio. Eso te permitirá alternar entre máquinas y pesas libres según te convenga, y aumentar el peso a medida que te fortalezcas. (Véase «Cómo encontrar [y utilizar] el mejor gimnasio», p. 230). Pero para empezar he incluido descripciones de cómo puedes hacer todo el entrenamiento en casa. Lo único que necesitas es una esterilla, uno o dos bloques de yoga o toallas, una banda de resistencia firme y varias pesas de mano.

Pecho

Elige uno:

Press de pecho: Coge una pesa con cada mano y túmbate boca arriba en un banco de ejercicios. Flexiona las piernas y apoya los pies en el suelo. Sujeta las pesas por encima de los hombros, con los codos doblados. Ahora estira los brazos empujando las pesas en el aire por encima de ti. No bloquees los codos. En la parte superior, haz una pausa y después dobla los codos para bajar lentamente las pesas lo más cerca posible del pecho.

Opción en casa: Coloca una toalla doblada o un bloque de yoga en una esterilla y túmbate de modo que la parte superior de la espalda se apoye en el bloque o la toalla. (La idea es crear suficiente espacio entre el cuerpo y el suelo para que puedas bajar las pesas hasta el pecho). Sigue las instrucciones anteriores.

Press de pecho inclinado: Coge una pesa con cada mano y túmbate boca arriba en un banco de ejercicios inclinado unos 30 grados. Flexiona las piernas y apoya los pies en el suelo. Sujeta las pesas por encima de los hombros, con los codos doblados. Ahora estira los brazos empujando las pesas en el aire por encima de ti.

No bloquees los codos. En la parte superior, haz una pausa y después dobla los codos para bajar lentamente las pesas lo más cerca posible del pecho.

Opción en casa: Coloca dos o tres toallas dobladas o dos bloques de yoga en una esterilla y túmbate de modo que la parte superior de la espalda se apoye en los bloques o toallas. (La parte superior del cuerpo debe estar en un ángulo de unos 30 grados). Sigue las instrucciones anteriores.

Flexiones declinadas: Esta es una versión un poco más difícil que las flexiones estándares. Si te parece demasiado, empieza con una flexión estándar (con los dedos de los pies en el suelo) o incluso una flexión de rodillas. Coloca un bloque de yoga o un objeto resistente de tamaño similar en un extremo de la esterilla. Túmbate boca abajo, con los pies sobre el objeto o bloque. Coloca las manos justo por debajo de los hombros, con las palmas apoyadas en la esterilla y los codos doblados y metidos a los lados. Contrae el tronco. Ahora, manteniendo la espalda recta, empuja hacia arriba con las manos hasta extender totalmente los brazos. No bloquees los codos. Haz una pausa y vuelve a bajar.

Dips: Coloca una silla con el respaldo contra una pared, para mayor estabilidad. Siéntate en la silla, coloca las manos junto a las caderas y agarra el asiento de la silla con las dos manos. Apoyando el peso en las manos, levanta las nalgas de la silla y mueve las piernas hacia delante hasta que estén casi estiradas, con los pies apoyados en el suelo. Manteniendo los hombros hacia atrás, la barbilla hacia arriba y el cuello recto, dobla los codos y baja lentamente el cuerpo hacia el suelo hasta que los codos formen un ángulo de 45 grados. Haz una pausa y después estira los codos mientras te impulsas hacia arriba. No empujes las caderas; mantén la parte inferior del cuerpo relajada pero recta, para que todo el esfuerzo provenga de los brazos, el pecho y los hombros. (Si al principio te resulta demasiado difícil, acerca los pies a la silla y mantén las rodillas dobladas para reducir la cantidad de peso que soportarán los brazos).

Flies: Coge una pesa con cada mano y túmbate boca arriba en un banco de ejercicios inclinado unos 30 grados. Dobla las piernas y apoya los pies en el suelo. Sujeta las pesas por encima de los hombros, con los codos doblados. Empuja las pesas hacia arriba hasta que los brazos queden rectos y gira las palmas de las manos para que queden una frente a la otra. Esta es la posición inicial. Ahora dobla los codos mientras bajas lentamente las pesas formando un arco amplio; imagina que intentas ensanchar el pecho. Baja las pesas hasta que estén a la altura del pecho. Haz una pausa y después, con los músculos del pecho y los brazos, empuja las pesas hasta la posición inicial.

Opción en casa: Coloca dos o tres toallas dobladas o dos bloques de yoga en una esterilla. Coge una pesa con cada mano y túmbate de modo que la parte superior de la espalda se apoye en los bloques o toallas. (La parte superior del cuerpo debe estar en un ángulo de unos 30 grados). Sigue las instrucciones anteriores.

Hombros

Elige uno:

Press por encima de la cabeza: Colócate de pie, con la espalda recta, los pies apoyados en el suelo y las rodillas un poco dobladas. Sujeta una pesa ligera en cada mano. Dobla y levanta los codos de modo que la parte superior de los brazos quede paralela al suelo, los codos a 90 grados, las manos junto a las orejas y las palmas hacia fuera. Ahora levanta los brazos en el aire por encima de la cabeza; intenta extender los brazos totalmente y tocarte las manos por encima de la cabeza. Haz una pausa y después baja las pesas.

Elevación lateral: Colócate de pie, con los pies separados a la altura de los hombros, y sujeta una pesa con cada mano. Junta las pesas delante de las caderas con las palmas de las manos una frente a la otra. Inclina ligeramente las caderas hacia delante para mantener el equilibrio. Ahora, sin mover la parte inferior del cuerpo, levanta los brazos y extiéndelos como un pájaro que levanta el vuelo. Mantén siempre los codos un poco flexionados para no forzar demasiado los tendones de los hombros. En la parte superior del movimiento, las manos deben estar a la altura de los hombros o ligeramente por encima. Haz una pausa y después vuelve a bajar hasta que los brazos queden casi perpendiculares al suelo. (Los movimientos deben ser suaves. Si sientes la necesidad de encoger los hombros o tirar de las pesas para levantarlas, estás utilizando demasiado peso).

Elevación frontal alterna: Colócate de pie, con los pies separados a la altura de los hombros, y sujeta una pesa con cada mano, con las manos a los lados de las caderas y las palmas hacia dentro. Apoya las piernas, las caderas y el tronco para estar bien anclado. Levanta el brazo izquierdo hacia delante hasta que la pesa quede a la altura de los ojos; gira la muñeca para que la palma mire hacia el suelo en la parte superior del movimiento. Haz una pausa y después vuelve a la posición inicial. Repite el movimiento con el brazo derecho. (Los movimientos deben ser suaves. Si sientes la necesidad de encoger los hombros o tirar de las pesas para levantarlas, estás utilizando demasiado peso).

Flies invertidos inclinados: Colócate de pie, con los pies separados a la altura de los hombros, y sujeta una pesa con cada mano. Junta las pesas delante de las caderas, con las palmas de las manos hacia los muslos. Inclínate hacia delante, hasta la altura de las caderas, en un ángulo de unos 60 grados. Mantén la barbilla alta, el cuello recto y la mirada en el suelo. Levanta las pesas hacia arriba y hacia atrás; en la parte superior del movimiento, las pesas deben estar ligeramente detrás de ti, a la altura de los hombros, y las palmas de las manos deben mirar hacia la pared situada a tu espalda. Haz una pausa y después baja las pesas. (Los movimientos deben ser suaves. Si sientes la necesidad de encoger los hombros o tirar de las pesas para levantarlas, estás utilizando demasiado peso).

Espalda

Elige uno:

Remo vertical: Colócate de pie, con los pies separados a la altura de los hombros, y sujeta una pesa con cada mano, con las manos delante y las palmas hacia los muslos. Manteniendo las pesas cerca de la parte delantera del cuerpo, dobla los codos hacia arriba y hacia fuera, levantando las pesas por la parte delantera del cuerpo hasta que estén justo delante de los hombros. Aprieta los omóplatos en la parte superior del movimiento. Haz una pausa y después vuelve a la posición inicial.

Remo sentado: Enrolla una banda elástica alrededor de algo muy resistente, como una viga. Coloca una esterilla delante de la viga y siéntate frente a ella. Apoya los pies en la viga, con las piernas estiradas y las rodillas ligeramente flexionadas. Coge un extremo de la banda con cada mano. Siéntate con la espalda recta, la barbilla levantada, la mirada al frente, los brazos extendidos hacia delante y las palmas de las manos una frente a la otra. Sin mover la espalda, las piernas y las caderas, utiliza los músculos de la parte media de la espalda y los brazos para tirar de los codos hacia atrás hasta que las manos queden a la altura de las caderas. Intenta juntar los omóplatos en la parte superior del movimiento. Haz una pausa y después vuelve a la posición inicial.

Face pull: Aunque parezca una maniobra dolorosa de lucha libre profesional, este movimiento es en realidad un ejercicio suave y eficaz para la parte superior de la espalda. Siéntate en una esterilla, con las piernas estiradas, y coloca una banda elástica alrededor de las plantas de los pies (no de los dedos). Sujeta un extremo de la banda con cada mano, con las palmas hacia el suelo, y tira de la banda hasta que la sujetes con fuerza contra los pies. Ahora dobla los codos hacia los lados, como si condujeras una moto. Esta es la posición inicial. Sin mover las piernas y el torso, y con los codos abiertos, tira de los hombros y los codos hacia atrás hasta que las manos queden a los lados de las orejas. Intenta juntar los omóplatos en la parte superior del movimiento. Haz una pausa y después vuelve a la posición inicial.

Remo con mancuernas a un brazo: Coloca una silla con el respaldo contra la pared para mayor estabilidad. Colócate frente a la silla, con los pies separados a la altura de los hombros. Sujeta una pesa con la mano derecha. Inclínate hacia delante por la cintura, con la espalda plana (debe estar paralela al suelo), y apoya la mano izquierda, con el brazo extendido, en el asiento de la silla. Manteniendo la espalda paralela al suelo, deja que el brazo derecho se extienda hacia el suelo mientras la mano derecha sujeta la pesa. La palma de la mano debe mirar hacia el cuerpo. Ahora, con el brazo derecho pegado al costado, dobla el codo derecho utilizando los músculos de la parte superior de la espalda para levantar la pesa hasta que quede al lado de la caja torácica. Baja lentamente la pesa hasta la posición inicial. Después de ocho repeticiones, cambia la pesa a la mano izquierda y repite el ejercicio.

Piernas

Elige tres:

Sentadilla: Colócate de pie, con los pies separados a la altura de los hombros y los pies apoyados en el suelo. Sujeta una pesa contra el pecho con las dos manos. Ahora dobla lentamente las rodillas y baja el trasero como si fueras a sentarte. Cuando los muslos estén paralelos al suelo, detente, haz una pausa y después utiliza el tronco, los glúteos, los isquiotibiales y los cuádriceps para levantarte un poco más rápido de lo que te has agachado.

No te agaches por debajo de la línea paralela al suelo ni dejes que las rodillas se desplacen por delante de los dedos de los pies ni hacia dentro, hacia la línea media del cuerpo, ya que podrías tener problemas en las rodillas.

Peso muerto sumo: Colócate de pie, con los pies algo más separados que el ancho de los hombros, apoyados en el suelo y con los dedos apuntando ligeramente hacia fuera. Deja dos pesas en el suelo, entre las piernas. Manteniendo la espalda recta, el pecho hacia atrás, la barbilla levantada y la mirada al frente, dobla las rodillas y baja el trasero hacia el suelo hasta que puedas coger una pesa con cada mano. Inclínate hacia atrás suavemente para levantar un poco las pesas del suelo manteniendo los brazos estirados hacia abajo durante todo el ejercicio. Ahora utiliza el tronco, los glúteos, los isquiotibiales y los cuádriceps para ponerte de pie.

No dejes que las rodillas se desplacen hacia la línea media del cuerpo, ya que podrías tener problemas en las rodillas.

Escalón con peso: Colócate al pie de una escalera apoyándote en la barandilla con la mano derecha. (También puedes utilizar una plataforma estable si no necesitas apoyarte en la barandilla). Sujeta una pesa con la mano izquierda dejando que cuelgue a la altura del muslo. Ahora pisa con la pierna izquierda el escalón inferior y levanta el cuerpo mientras doblas cómodamente la pierna derecha por detrás. Haz una pausa, baja la pierna derecha al suelo y vuelve a la posición inicial. Cambia la pesa a la mano derecha y repite el movimiento, esta vez subiendo con la pierna derecha, manteniendo la pierna izquierda detrás y apoyándote en la barandilla con la mano izquierda. Haz una pausa y después vuelve a la posición inicial.

Curl de isquiotibiales: La mayoría de los gimnasios tienen máquinas de curl de isquiotibiales, pero puedes conseguir el mismo efecto en casa con una mancuerna. Coloca la mancuerna en un extremo de la esterilla. Túmbate boca abajo en la esterilla, con la mancuerna entre los pies. Apoya la cabeza en las manos. Ahora sujeta el extremo de la mancuerna entre las plantas de los pies y dobla lentamente las rodillas mientras desplazas la mancuerna hacia el trasero. Haz una pausa en la parte superior del movimiento y después baja despacio la pesa.

Kickback: La mayoría de los gimnasios tienen máquinas de kickback, que son excelentes para trabajar los músculos de los glúteos, los más grandes del cuerpo y por lo tanto los que dan mejores resultados si los ejercitas. Para duplicar los efectos sin una máquina, coloca una silla con el respaldo contra la pared para mayor estabilidad. Coge una mancuerna ligera con la mano derecha. Colócate frente a la silla con los pies separados a una distancia algo menor que la anchura de los hombros, de modo que puedas inclinarte cómodamente hacia delante y apoyar la mano izquierda en el asiento de la silla. Coloca la mancuerna detrás de la rodilla derecha y dobla la rodilla 90 grados para fijar la mancuerna en su lugar. Coloca la mano derecha en el asiento de la silla, de modo que ahora la sujetes con las dos manos. Manteniendo la rodilla derecha doblada para sujetar la mancuerna, activa el glúteo derecho y mueve lentamente la pierna derecha hacia atrás. En la parte superior del movimiento, el muslo derecho debe estar paralelo al suelo, con la planta del pie derecho elevada hacia el techo. Haz una pausa y baja la pierna. Cuando termines la serie, cambia la mancuerna a la pierna izquierda y repite el ejercicio.

Press de piernas: Las máquinas de press de piernas, que se encuentran en casi todos los gimnasios, son una alternativa segura y eficaz a las sentadillas. Para replicar el ejercicio sin la máquina, coge una banda elástica gruesa. Túmbate boca arriba en una esterilla y sujeta un extremo de la banda con cada mano. Enrolla la parte central de la banda alrededor de las plantas de los pies. Lleva las rodillas al pecho y sube la banda con las manos hasta que quede ajustada alrededor de los pies. Coloca la parte superior de los brazos en la esterilla y dobla los codos 90 grados, con las palmas hacia los lados del cuerpo. Ahora extiende las piernas hacia arriba; en la parte superior del movimiento, las caderas deben formar un ángulo de unos 45 grados con el suelo. No bloquees las rodillas. Haz una pausa y después dobla las rodillas y llévalas de nuevo hacia el pecho. A medida que te fortalezcas, puedes aumentar la resistencia sujetando la banda más cerca de los pies.

Tronco

Elige uno:

Caminata del granjero: Contrae los músculos abdominales y coge una pesa con la mano derecha. Colócate de pie, con los brazos estirados a los lados y las palmas hacia las caderas. Mantente recto. Tira de los hombros hacia atrás e imagina que una cuerda en la parte superior de la cabeza tira de ti hacia el techo. Ahora, manteniendo la pesa a un lado, camina durante quince segundos.

Sentirás que los músculos del lado izquierdo del torso trabajan para mantenerte erguido. Transcurridos quince segundos, detente, deja suavemente la pesa en el suelo, recógela con la mano izquierda y repite el ejercicio durante quince segundos para trabajar el lado derecho del torso.

Plancha: Túmbate boca abajo, con las piernas estiradas y los dedos de los pies tocando el suelo. Dobla los brazos por el codo y apoya los antebrazos en el suelo por debajo de ti. Ahora, con el cuello y la espalda rectos, levanta las caderas y el pecho de modo que el peso se apoye en los antebrazos y los dedos de los pies. Mantén la posición durante tres respiraciones (o más, a medida que te fortalezcas) y vuelve a bajar al suelo.

Plancha lateral: Túmbate en una esterilla sobre el lado derecho y apoya el peso en el codo derecho, que debe estar justo debajo del hombro. Cruza el pie izquierdo sobre el derecho para que ambos se apoyen en la esterilla. Contrae el tronco y levanta las caderas hasta formar una línea recta desde el hombro hasta los tobillos. Mantén esta postura durante tres respiraciones (o más, a medida que te fortalezcas) y vuelve a bajar al suelo.

Crunch: Túmbate en una esterilla, boca arriba, con las rodillas dobladas y los pies apoyados en el suelo. Cruza las manos sobre el pecho. Con el cuello recto (no mires hacia abajo), levanta lentamente los hombros del suelo y acércalos todo lo que puedas a las rodillas. Al final del movimiento haz una pausa y después baja muy despacio.

Levantamiento de piernas: Túmbate en una esterilla, boca arriba, con las piernas apoyadas en ella. Desliza las manos por debajo de las caderas, de modo que los huesos de la cadera queden amortiguados por la parte grasa de la mano, entre el pulgar y el índice. Ahora contrae el tronco y, manteniendo las piernas rectas, levántalas unos centímetros del suelo. Mantén la postura durante un segundo, después separa las piernas suavemente dejándolas suspendidas sobre el suelo y mantén la postura durante un segundo. A continuación, junta las piernas y mantenlas así durante un segundo. Ahora baja las piernas al suelo.

Estiramientos

Haz esto en cada entrenamiento:

Estiramiento del abdomen plano (o de los flexores de la cadera): coloca la rodilla izquierda en una esterilla, con la rodilla derecha doblada a 90 grados y el pie derecho apoyado en la esterilla. Levanta la mano izquierda por encima de la cabeza hacia el hombro derecho y, mientras lo haces, contrae los músculos de los glúteos. Ahora inclínate más hacia la derecha mientras empujas hacia delante con la rodilla izquierda. Sentirás un estiramiento en el flexor de la cadera izquierda, el músculo que recorre la parte delantera de la cadera izquierda. Mantén el estiramiento durante ocho respiraciones largas y después relájate y cambia de lado para estirar el flexor de la cadera derecha. Repítelo tres o cuatro veces en cada lado al final de cada entrenamiento. A medida que te sientas más cómodo, amplía la duración de cada estiramiento a unas doce respiraciones.

Añade uno de los siguientes ejercicios en cada entrenamiento:

Estiramiento de cuádriceps de pie: Colócate a medio metro de distancia de una pared, de cara a ella. Apoya el brazo izquierdo en la pared para mantener el equilibrio. Dobla la rodilla derecha y levanta el pie derecho detrás, de modo que la parte inferior de la pierna quede paralela al suelo. Ahora baja la mano derecha y agárrate el pie derecho. Tira suavemente del pie hacia arriba para sentir un ligero estiramiento en la parte delantera del muslo derecho. Mantén la postura entre treinta y sesenta segundos, y después suelta suavemente el pie y bájalo al suelo. Repite el ejercicio con la pierna izquierda. Relájate y vuelve a empezar.

Estiramiento de cadera y muslo: Colócate de pie, con los pies separados a una distancia mayor que el ancho de los hombros. Gira los pies, las caderas y los hombros hacia la derecha. Ahora dobla la pierna derecha y baja el cuerpo de modo que el muslo derecho quede paralelo al suelo y la pantorrilla derecha perpendicular al suelo. Baja el cuerpo lo que puedas hasta que sientas un estiramiento en los músculos de la parte interna del muslo derecho. Mantén la postura entre treinta y sesenta segundos, y después vuelve a la posición inicial. Repite el movimiento hacia el lado izquierdo. Relájate y vuelve a empezar.

Estiramiento de la banda iliotibial: ¿Sabías que tu cuerpo tiene su propia banda? En realidad, dos, llamadas bandas iliotibiales (ITB). Se trata de una banda gruesa de tejido que recorre la parte exterior de los muslos y conecta las caderas con las rodillas. Cuando la ITB se tensa, puede provocar dolor de cadera, de rodilla o ambos. Para estirar la ITB, siéntate en el suelo, con las piernas estiradas hacia delante y la espalda recta. Coloca las manos en el suelo, a tu lado, para mantener el equilibrio. Dobla la rodilla derecha y apoya el pie derecho en el suelo, en la parte exterior de la rodilla izquierda. Gira la cabeza y los hombros de modo que mires hacia la derecha. Levanta el brazo izquierdo y colócalo contra la parte exterior de la rodilla derecha. Ahora presiona suavemente el brazo izquierdo contra la rodilla derecha, empujándolo más a lo largo del cuerpo; debes sentir un estiramiento a lo largo del lado derecho de la cadera y la columna. Mantén la postura entre treinta y sesenta segundos, y después repite el ejercicio en el otro lado.

Postura de cuatro tumbada: túmbate boca arriba con las rodillas dobladas. Cruza el tobillo derecho sobre la rodilla izquierda y apóyalo. Ahora baja las dos manos y agarra la parte posterior de la pierna izquierda, justo debajo de la rodilla. Tira suavemente de la pierna izquierda, asegurándote de mantener la parte superior del cuerpo apoyada en el suelo. Mantén la postura entre treinta y sesenta segundos. Repite el ejercicio en el otro lado.

Cómo encontrar (y utilizar) el mejor gimnasio

Según un estudio de 2017, las personas inscritas en un gimnasio son catorce veces más activas aeróbicamente que las que no lo están, y diez veces más propensas a cumplir las pautas de fortalecimiento muscular, y esto es así aunque lleven inscritas menos de un año.

Y no es necesario gastar una fortuna para inscribirse. Quizá no te importe pagar más por un gimnasio con cristaleras, cabinas de bronceado y una barra de zumos, pero un abono básico en un gimnasio te dará acceso a todo lo que necesitas para hacer ejercicio sin necesidad de pagar más para que una masajista te rocíe agua de rosas.

Si buscas un gimnasio, asegúrate de ir a verlo durante las horas en las que quieres asistir. El 91 % de las personas que se apuntan a un gimnasio tienen entre dieciocho y cincuenta y cuatro años, lo que significa que la mayoría de los gimnasios están abarrotados antes e inmediatamente después del trabajo y al mediodía. Si puedes ir a las tres de la tarde, por ejemplo, es posible que tengas el local prácticamente para ti solo. Dicho esto, muchos gimnasios atienden a estudiantes y a personas mayores, por lo que la afluencia de gente puede ser diferente.

Asegúrate de que el gimnasio que eliges dispone tanto de pesas como de máquinas de ejercicios. Aunque puedes utilizar máquinas para algunos de estos ejercicios, hay varias razones para elegir las pesas. En primer lugar, las pesas te permiten realizar movimientos exclusivos de tu cuerpo, en lugar de limitarse a un movimiento prescrito por una máquina. Es menos probable que articulaciones delicadas, como los hombros y las rodillas, se lesionen. En segundo lugar, las pesas hacen que resulte más difícil hacer trampas (utilizar una extremidad más fuerte para ayudar a la más débil), otra forma en que las máquinas te predisponen a lesionarte.

Por último, el gimnasio es una sala de espejos que amplifica tanto nuestros atributos como nuestros defectos. Como sentirse bien empieza por verse bien, no tiene nada de malo invertir en ropa de gimnasia favorecedora con la que te sientas seguro. Piensa en colores sólidos y oscuros que combinen, pero que muestren las partes que te gustan. Una camiseta gris desgastada sobre una piel pálida en invierno hará que, en lugar de sentirte como un fuerte deportista cuando entrenes, te sientas como si estuvieras haciendo trabajos forzados en un gulag.

11

Las recetas antigrasa

Quince formas de dar rienda suelta a las plantas
energéticas (y a las grasas y proteínas)
que harán las delicias incluso de las papilas
gustativas más inquietas.

Cada octubre sin falta saco mi ejemplar roto, manchado y con
costras de *The Joy of Cooking*, lo abro por la página de los postres
y empiezo a preparar mi receta favorita de pastel de calabaza.
He sacado recetas, consejos y trucos de cocina de este libro
desde que me lo regalaron para mi primera boda. Ya llevo veinte
años en mi segundo matrimonio, lo que te da una idea de cuánto
tiempo llevo abriendo el mismo libro y cocinando la misma receta de pastel.

Sí, podría buscar en Google una receta de pastel de calabaza
en el móvil; hoy en día se puede buscar en Google prácticamente
cualquier receta. Pero la mayoría de los sitios de recetas hacen
imposible seguir las instrucciones, entre los anuncios emergen-
tes, las solicitudes de suscripción y el teléfono que se apaga si no
lo tocas. Además, como los sitios quieren que te quedes en la página el mayor tiempo posible, inevitablemente tendrás que desplazarte párrafo tras párrafo sobre cómo esa antigua receta familiar tiene su origen en los cosacos y salió del Viejo Continente en
la babushka de la abuela del autor, o alguna otra emotiva historia
familiar que pretende que te quedes ahí para siempre, cuando lo

único que quieres es una lista de las especias que necesitas para la masa.

Esto no va a suceder aquí. Mi abuela paterna, Rose, tenía una visión de la cocina propia de la época de la Depresión, que normalmente consistía en abrir una lata de judías verdes y hervirlas hasta que alcanzaran la consistencia aproximada de una mascarilla de barro. Mi abuela materna, Eleanor, no nos legó ninguna receta familiar, pero una vez amenazó con sacarle el ojo a un hombre con un alfiler de sombrero. Así que, para mí, aprender a cocinar ha implicado empezar de cero. Por eso todas las recetas de este libro serán muy sencillas, pero llenas de energía vegetal. (Y una cantidad mínima de molestas tradiciones familiares).

Lo más importante de estas recetas es la diversidad de plantas. Así que, si no tienes tiempo para hacer la compra, introduce cambios. Asegúrate de que cada comida tenga al menos cuatro plantas energéticas únicas y sustitúyelas a tu gusto. Estas recetas no pretenden ser talmúdicas. Son una guía aproximada para incorporar a tu dieta tantas plantas energéticas diversas como sea posible.

«Ensalada» de salmón furtivo

Número de plantas energéticas: 5+
Raciones: 2-3

A todo el mundo le encanta el salmón. Incluso a las personas a las que no les gusta el pescado les gusta el salmón, lo que lo convierte en el expendedor automático perfecto para una amplia gama de plantas. Este plato no parece ensalada ni sabe a ella, pero en muchos sentidos eso es lo que es: un ramillete de plantas que combaten la inflamación en un plato de deliciosa carne naranja. Considera la posibilidad de servirlo con quinoa y una ensalada, para obtener aún más poder vegetal.

Ingredientes

1 filete de salmón (450 g aproximadamente)
1 cucharada de aceite de oliva virgen extra
1 cucharadita de ajo en polvo
Sal marina y pimienta al gusto
Ramitas frescas de tomillo, romero, perejil, salvia y lo que prefieras
1 taza de pimientos rojos asados cortados en tiras finas
1 taza de corazones de alcachofa precocinados y cortados en cuartos, en aceite de oliva
½ docena de tomates cherry frescos cortados por la mitad
1 docena de aceitunas de Kalamata sin hueso y cortadas por la mitad

Preparación

1. Precalienta el horno a 160 °C.
2. Coloca el salmón con la piel hacia abajo en una bandeja de horno. Rocía con el aceite de oliva y espolvorea con ajo en polvo, sal y pimienta.
3. Quita las hojas a la mitad de las ramitas de hierbas frescas y pícalas finamente. Espolvorea las hojas picadas sobre el salmón.*
4. Esparce los pimientos, las alcachofas, los tomates y las aceitunas por encima del salmón.
5. Cubre con el resto de las ramitas de hierbas.
6. Cocina el salmón en el horno durante 25 minutos o hasta que esté bien hecho.

Los números: 285 calorías, 5 g de fibra, 25 g de proteína y 1 g de azúcar (0 añadido).

* Al picar las hierbas, te asegurarás de que te las comes, lo que aumentará tu ingesta total de plantas. Cuantas más hierbas añadas, más te acercarás a tu objetivo de treinta plantas diferentes.

Chili el gran día de Tom

Número de plantas energéticas: 5
Raciones: 7-10

Comprar pimientos frescos es una manera excelente de mostrarle a un niño la idea de la diversidad, tanto en las plantas como en la vida, cosa que aprendí de mi padre, Tom. Aunque puede que tengamos ideas preconcebidas de lo que es un pimiento (redondo, verde e insípido), en realidad los pimientos son como las personas. Los hay de todas las formas, colores, tamaños y niveles de intensidad. A mí me gustan los pimientos rojos y amarillos porque tienen más vitaminas que los verdes y conservan mejor sus colores vibrantes en la mezcla de chili. (Los pimientos naranjas, aunque bonitos al principio, parecen mezclarse y perderse en el crisol). Los pimientos de baja intensidad permiten añadir picante al gusto. Me he quemado (literalmente) probando habaneros o Scotch bonnets.

Ingredientes

1-2 cebollas amarillas medianas peladas
1 pimiento rojo grande
1 pimiento amarillo grande
1 cucharada de aceite de oliva virgen extra
700 g de carne picada de búfalo, pavo o venado
Sal, pimienta, chile en polvo y salsa picante al gusto
2 latas (450 g) de tomates enteros pelados
1 niño pequeño
1 lata (450 g) de judías rojas
1 lata (450 g) de judías negras
1 taza de arroz integral cocido (para la opción vegana) por ración

Preparación

1. Corta las cebollas en dados. Retira las semillas y las vetas de los pimientos, y córtalos en dados.
2. Calienta el aceite de oliva en una sartén grande. Añade los pimientos y la cebolla, y cocina hasta que se ablanden un poco (2-3 minutos).
3. Pica la carne a mano, añádela a la sartén y revuelve de vez en cuando, hasta que esté totalmente dorada (3-5 minutos). En este momento puedes añadir una pizca de sal, un poco de pimienta negra y chile en polvo, para aderezar la carne. Ten cuidado con la sal (pero no con el chile en polvo). Cuando la carne esté dorada, retira la mezcla de carne y verduras del fuego y reserva.
4. Ahora viene lo divertido: vacía las latas de tomates enteros en una cazuela grande. Coloca a un niño pequeño con las manos limpias en un taburete junto a la encimera de la cocina. Pídele que meta la mano en la cazuela y triture los tomates con la mano hasta que adquieran una consistencia espesa y pastosa (los tomates, no las manos).
5. Añade las judías, incluido el líquido. (El líquido contiene fibra y nutrientes adicionales).
6. Incorpora la carne, los pimientos y las cebollas.
7. Cocina la mezcla a fuego lento durante 1½ horas y añade sal, pimienta, chile en polvo y salsa picante al gusto. No seas tacaño con el chile en polvo; a diferencia de lo que suele pensarse, el chile en polvo aporta un sabor ahumado, no picante.

Hazlo vegano: elimina la carne y sírvelo sobre arroz integral cocido para crear un perfil proteico completo.

Los números: 365 calorías, 10 g de fibra, 31 g de proteína y 6 g de azúcar (0 añadido).

Succotash deja de sufrir

Número de plantas energéticas: 5
Raciones: 3 *(como guarnición)*

Esta receta sustituye las tradicionales judías de Lima por edamame. También aumenta el poder de las plantas con una mayor variedad de verduras y quedará muy bien con un trozo de pollo o de pescado.

Ingredientes

1 cucharada de aceite de oliva virgen extra
½ cebolla pelada y cortada en dados
1 pimiento rojo sin semillas y cortado en dados
1¼ tazas de edamame precocido y sin cáscara, descongelado si estaba congelado
1¼ tazas de granos de maíz congelados, descongelados
½ taza de espárragos congelados asados, descongelados y troceados
1 cucharadita de pimentón
½ cucharadita de sal de ajo
¼ de cucharadita de pimienta negra molida gruesa
6 lonchas de beicon cocido, escurrido y troceado
Ramitas de tomillo fresco (o ½ cucharadita de tomillo seco)

Preparación

1. Calienta el aceite en una sartén grande a fuego medio.
2. Añade la cebolla y el pimiento, y cocina removiendo hasta que estén tiernos (unos 7 minutos).
3. Incorpora el edamame, el maíz, los espárragos, el pimentón, la sal de ajo, la pimienta negra y el beicon.
4. Sujeta las ramitas de tomillo por encima de la sartén y pasa con cuidado los dedos por ellas para que las hojas caigan en la sartén. Desecha los tallos.

5. Remueve y baja el fuego. Tapa y cocina a fuego lento de 3 a 5 minutos, hasta que esté bien caliente.

Hazlo vegano: Sustituye el beicon por tempeh o seitán y termina con una cucharadita más de aceite de oliva virgen extra.

Nota: Para una versión cremosa, añade ½ taza de nata espesa y remueve antes de tapar las verduras.

Los números: 132 calorías, 5,5 g de fibra, 9 g de proteína y 5,5 g de azúcar (0 añadido).

Bocadillo de bistec con alioli

Número de plantas energéticas: 6+
Raciones: 1

¿Qué hacer con las sobras de bistec? Córtalas en rodajas finas y conviértelas en el bocadillo más nutritivo del barrio.

Ingredientes

½ bistec o entrecot pequeño cocinado (sobras)
1 champiñón portobello
1 cucharada de aceite de oliva virgen extra
Pizca de sal
1 panecillo multicereales en rodajas
¼ de taza de alioli de eneldo (receta en la p. 240)
¼ de taza de aceitunas de Kalamata deshuesadas y picadas
1 rodaja de pimiento rojo asado (en conserva)
1 cebolla morada pequeña pelada y cortada en rodajas finas
Un puñado de hojas verdes de mézclum

Preparación

1. Saca las sobras del bistec de la nevera, córtalas en lonchas finas y espera a que estén a temperatura ambiente (o caliéntalas brevemente si lo prefieres).
2. Precalienta el horno a 160 °C.
3. Unta el portobello con aceite de oliva virgen extra, colócalo en una bandeja de horno y sazónalo con sal. Cocínalo de 12 a 15 minutos, hasta que esté tierno.
4. Tuesta ligeramente el panecillo en una tostadora.
5. Unta una rebanada del panecillo con alioli y la otra con aceitunas picadas.
6. Añade las lonchas de bistec, el portobello, el pimiento asado, las rodajas de cebolla morada y las hojas de mézclum.

Los números (incluye alioli): 815 calorías, 5 g de fibra, 45 g de proteína y 9 g de azúcar (3 añadidos).

Alioli de eneldo

2 yemas de huevo
1 cucharada de mostaza de Dijon
¼ de taza de vinagre de vino blanco
1 cucharadita de azúcar
¼ de taza de eneldo picado
2 tazas de aceite de aguacate

Mezcla todos los ingredientes, excepto el aceite, en un bol y bate continuamente. Mientras lo haces, añade poco a poco el aceite hasta que se forme una mayonesa espesa. (También puedes hacerlo en un robot de cocina o en una batidora). Guarda el alioli que te sobre en un recipiente hermético en la nevera hasta una semana.

Pasta totalmente tubular con pollo a la plancha

Número de plantas energéticas: 8
Raciones: 3-4

La mayoría de las veces comemos pasta con solo un poco de carne y salsa de tomate. Está bien, pero aquí tienes una forma de convertir este placer universal en un expendedor automático de plantas energéticas.

Ingredientes

1 caja de pasta bucatini (o linguini)
Pizca de sal
1 taza de aceite de oliva virgen extra
1 cebolla vidalia pelada y picada
3 dientes de ajo pelados y picados
6 setas shiitake sin tallos y cortadas en tiras de ½ centímetro
1 berenjena rayada pequeña, cortada en dados de ½ centímetro
1 calabacín pequeño, cortado por la mitad a lo largo y en medias lunas de ½ centímetro
1 cucharada de romero finamente picado
2 tazas de pollo a la plancha desmenuzado en trozos pequeños
1 chile ojo de pájaro tailandés, pequeño, finamente picado (puedes sustituirlo por ½ jalapeño)
¼ de taza de cebollino finamente picado
¼ de taza de pan rallado tostado

Preparación

1. Hierve la pasta en agua con una pizca de sal siguiendo las instrucciones del paquete; escurre y reserva ½ taza del agua de la pasta con almidón.
2. Calienta en una sartén el aceite de oliva y sofríe la cebolla y el ajo a fuego medio hasta que estén tiernos y translúcidos.

3. Añade los champiñones y saltea hasta que estén tiernos y el agua de la sartén se haya evaporado.
4. Incorpora la berenjena y saltea hasta que esté tierna.
5. Añade el calabacín, el romero, el pollo y la mitad del chile (empieza solo con la mitad, porque estos pimientos pueden picar mucho; prueba y ajusta según tus preferencias. Siempre puedes añadir, pero no quitar).
6. Incorpora la pasta cocida y un poco de agua de la pasta, y remueve hasta que se forme una salsa. Añade el cebollino, vuelve a remover y cubre con pan rallado tostado.

Los números: 663 calorías, 6 g de fibra, 25 g de proteína y 3 g de azúcar (0 añadido).

Pizza perfecta

Número de plantas energéticas: 5
Raciones: 8 (4 pizzas pequeñas)

Si quieres, puedes empezar con una masa de pizza precocinada y seguir las instrucciones de la etiqueta. O llévalo a otro nivel y compra una base de coliflor. Pero hacer la masa desde cero te convierte en un cocinero que no se conforma con lo que traiga el repartidor. Y es mucho más fácil de lo que crees.

Ingredientes (masa básica para pizza)

4 tazas de harina de todo uso (y más para espolvorear)
1 paquete (7 g) de levadura activa seca
Pizca de sal
1½ tazas de agua tibia
2 cucharadas de miel (opcional, pero si Wolfgang Puck lo hace, seguramente tú también deberías hacerlo)

Ingredientes

4 tazas de tomates San Marzano triturados
4 tazas de mozzarella fresca en rodajas
1 taza de hojas de albahaca picadas
½ taza de hojas frescas de orégano
4 higos negros mission en rodajas
Un puñado de rúcula
8 tiras de prosciutto en rodajas finas picadas

Preparación

1. Mezcla la harina, la levadura y la sal en un cuenco grande.
2. Añade agua y miel, y mezcla hasta que se forme una masa.
3. Coloca la masa en una encimera limpia y amasa hasta que la masa esté suave y elástica (puedes hacerlo con una batidora con gancho para masa).
4. Colócala en un recipiente ligeramente engrasado y cúbrela con papel film o con un trapo húmedo, y déjala reposar durante 1 hora o hasta que se duplique su tamaño.
5. Divide la masa en cuatro bolas iguales, colócalas en una superficie limpia y déjalas reposar por segunda vez hasta que se duplique su tamaño. (Con cada bola de masa harás una pizza pequeña; puedes conservar las bolas de masa que te sobren en la nevera durante una semana o en el congelador durante tres meses).
6. Precalienta el horno a 200 °C.
7. Unta una sartén fría de hierro fundido de 30 centímetros con aceite de oliva virgen extra. Coloca una bola de masa en la sartén y dale forma para que la cubra.
8. Cubre la masa con un cuarto de los tomates triturados, la mozzarella, la albahaca, el orégano y los higos.
9. Repite los pasos 7 y 8 para cada pizza individual (dependiendo de cuántas sartenes tengas). Asegúrate de utilizar sartenes aptas para horno.

10. Calienta la sartén o sartenes a fuego medio hasta que la corteza chisporrotee y esté dorada en el fondo.
11. Mete la sartén en el horno y cocina hasta que el queso se derrita y empiece a dorarse.
12. Sácala del horno, cubre con rúcula y prosciutto, y sírvela.

Los números (por ½ pizza): 525 calorías, 5 g de fibra, 27,5 g de proteína y 14 g de azúcar (4 añadidos).

Sopa de lentejas total

Número de plantas energéticas: 7
Raciones: 4

Esta sopa es un excelente entrante que garantiza una gran cantidad de plantas energéticas y toda la fibra que tu microbioma podría pedir.

Ingredientes

½ taza de aceite de oliva virgen extra
1 zanahoria mediana pelada y cortada en dados de ½ centímetro
1 boniato pelado y cortado en dados de ½ centímetro
1 puerro grande partido por la mitad, limpio y en rodajas
1 bulbo mediano de hinojo sin corazón y cortado en dados de ½ centímetro
6 tomates cherry rojos o amarillos cortados por la mitad
450 g de lentejas secas
2 l de caldo de verduras
6 ramitas de tomillo fresco
100 g de hojas frescas de espinaca
Sal, pimienta y zumo de limón al gusto

Preparación

1. Echa en una olla grande el aceite de oliva, la zanahoria, el boniato, el puerro y el hinojo. Sofríe las verduras a fuego medioalto hasta que se ablanden y los bordes empiecen a coger un poco de color.

2. Añade los tomates y cocina hasta que se desmenucen y el agua haya empezado a evaporarse.

3. Cuando la olla parezca un poco seca y se haya caramelizado un poco el fondo, incorpora las lentejas secas, el caldo y el tomillo. Remueve para que todo se mezcle y para raspar los trozos caramelizados del fondo, y deja que se cocine a fuego lento (sin que hierva).

4. Baja el fuego y cocina de 35 a 45 minutos, hasta que las lentejas estén blandas.

5. Añade las espinacas frescas y remueve para que se ablanden un poco. Sazona con sal, pimienta y zumo de limón al gusto.

6. Retira la sopa del fuego y déjala reposar de 10 a 15 minutos, para que las lentejas absorban el caldo condimentado. Prueba y rectifica el sazonado si es necesario. (Las judías y las lentejas tienden a absorber los condimentos del líquido en el que se cocinan, lo que puede dejar la sopa insípida si no rectificas el sazonado antes de servirla. Como con esta receta harás mucha sopa, merece la pena comprobar si está bien condimentada cada vez que la sirvas).

Los números: 424 calorías, 12 g de fibra, 13,5 g de proteína y 9 g de azúcar (0 añadido).

Fideos de cacahuete con verduras confetti y pollo

Número de plantas energéticas: 6
Raciones: 3

Exactamente como los hace tu restaurante tailandés favorito para llevar, pero repleto de proteínas y fibra por una cuarta parte del precio.

Ingredientes

170 g de espaguetis secos de trigo integral o fideos soba 100 % de trigo sarraceno

¼ de taza de mango cortado en dados o de uvas cortadas por la mitad

¼ de taza de mantequilla de cacahuete sin azúcar ni sal añadidas

2 cucharadas + 1 cucharadita de tamari (salsa de soja) elaborada de forma natural o aminoácidos de coco

2 cucharadas de vinagre de arroz

Zumo de 1 lima (2 cucharadas)

1½ cucharaditas de aceite de sésamo tostado sin refinar

170 g de pechuga de pollo cocinada, finamente picada o desmenuzada (aproximadamente 1 pechuga)

1 taza de guisantes tirabeques en rodajas finas (o pepino inglés finamente picado)

1 taza de zanahoria rallada (o col morada rallada)

¼ de taza de cacahuetes tostados y salados, enteros o picados

3 cucharadas de hojas de cilantro fresco sin apretarlas

Preparación

1. Prepara los fideos (en agua con sal) siguiendo las instrucciones del paquete.

2. Mientras tanto, tritura en una batidora el mango, la mantequilla de cacahuete, el tamari, el vinagre, el zumo de limón y el

aceite de sésamo hasta que esté cremoso, aproximadamente
1 minuto. Viértelo en un cuenco grande.
3. Escurre los fideos y reserva ¼ de taza del líquido de la pasta.
Echa los fideos en un recipiente con cubitos de hielo para que
se enfríen y, cuando los cubitos de hielo se hayan derretido,
escurre bien los fideos.
4. Incorpora los fideos a la salsa y mezcla con unas pinzas para
cubrirlos por completo. Si prefieres una consistencia con más
salsa, añade la cantidad que desees del líquido de cocción.
Añade el pollo, los tirabeques y la zanahoria a los fideos de
cacahuete, y remueve para que se mezclen. Rectifica el sazonado si es necesario.
5. Coloca los fideos en un cuenco y espolvorea con cacahuetes y
hojas de cilantro. Si lo deseas, sírvelo con salsa sriracha natural
o más tamari a un lado del plato.

Hazlos veganos: Utiliza pollo de origen vegetal en lugar de pechuga de pollo.

Los números: 590 calorías, 10 g de fibra, 38 g de proteína y 7 g de azúcar
(0 añadido).

Estofado tex-mex con tortilla, judías y boniato

Número de plantas energéticas: 9
Raciones: 3

Sí, se llama «estofado», pero este abundante plato mexicano es
tan ligero que puedes servirlo en pleno mes de julio.

Ingredientes

2 cucharadas de aceite de aguacate o de girasol
2 boniatos pelados, lavados y cortados en dados de 2 centímetros

1 cebolla morada pequeña o ½ grande, cortada en dados de 2 centímetros
1 taza de granos de maíz congelados, descongelados y secos
1 chile jalapeño pequeño, con o sin semillas, picado
½ cucharadita de chile en polvo
¼ de cucharadita + ⅛ de cucharadita de sal marina o al gusto
¼ de cucharadita de comino molido
1 lata (425 g) de judías negras sin sal añadida, enjuagadas y escurridas
1 lata (400 g) de tomates asados cortados en dados con chiles verdes (sin escurrir)
3½ tazas de caldo de pollo o de verduras bajo en sodio
Zumo de 1 lima (2 cucharadas) + 3 gajos de lima
¼ de taza de cilantro fresco picado
50 g de chips de tortilla de maíz amarillo sin sal, partidos en trozos grandes
½ taza de yogur griego natural sin grasa*
1 aguacate hass grande sin hueso, pelado y cortado en dados

Preparación

1. Calienta el aceite en una olla a fuego medio-alto. Añade los boniatos y la cebolla, y saltea hasta que estén ligeramente dorados, unos 8 minutos. Incorpora el maíz y el jalapeño, y saltea hasta que el maíz empiece a dorarse, unos 2½ minutos. Añade el chile en polvo, la sal y el comino.
2. Incorpora las judías, los tomates, el caldo y el zumo de limón; lleva a ebullición a fuego alto. Baja el fuego a la mitad y cocina a fuego lento sin tapar hasta que el boniato esté blando, unos

---

* Para que el yogur sea muy espeso, pásalo por un colador de malla cubierto con una gasa o una servilleta de papel cuando empieces a preparar el estofado. Prueba también una alternativa a base de plantas, como yogur griego con almendras o garbanzos.

12 minutos. Añade el cilantro y la mitad de los chips de tortilla. Rectifica el sazonado si es necesario.

3. Sirve el estofado en cuencos grandes, cubre con el yogur, los chips de tortilla restantes y el aguacate, y termina con las rodajas de lima.

Los números: 660 calorías, 18 g de fibra, 26 g de proteína y 13 g de azúcar (0 añadido).

Albóndigas gigantes de pavo sobre cama de verduras

Plantas energéticas: 9
Raciones: 2

Puedes servir estas albóndigas sobre pasta, por supuesto, pero son tan ricas y abundantes que pueden destacar por sí solas sin el típico acompañamiento de hidratos de carbono.

Ingredientes

250 g de champiñones
⅔ de taza de copos de avena
⅓ de taza de frutos secos
2 dientes de ajo grandes pelados y picados
½ taza de hojas de albahaca frescas
250 g de pavo picado (aproximadamente 93 % magro)
¼ de taza + 3 cucharadas de salsa marinara o arrabbiata
1 cucharada de semillas de chía
1 cucharadita de semillas de hinojo
¼ de cucharadita + ⅛ de cucharadita de sal marina o al gusto
½ cucharadita de pimienta negra recién molida
2 cucharadas de aceite de oliva virgen extra
200 g de verduras de hojas verdes frescas picadas, como kale, espinacas y hojas de acelga

2 cucharaditas de vinagre balsámico

2 cucharadas de queso parmesano rallado

Preparación

1. Precalienta el horno a 220 °C. Forra una bandeja con papel de horno o un tapete de silicona para horno.

2. Tritura los champiñones, la avena, los frutos secos, el ajo y la albahaca con un robot de cocina hasta que estén bien desmenuzados. Vierte la mezcla en un cuenco. Añade el pavo picado, ¼ de taza de salsa marinara, las semillas de chía, las semillas de hinojo, la sal y la pimienta, y remueve hasta que la mezcla sea uniforme.

3. Forma 4 albóndigas de tamaño gigante, de unos ¾ de taza de mezcla cada una. Colócalas en la bandeja y úntalas con 1 cucharada de aceite de oliva. Métetelas en el horno durante 15 minutos, dales la vuelta y déjalas unos 15 minutos más, hasta que estén bien hechas. Úntalas (con un pincel limpio) con las 3 cucharadas restantes de salsa marinara y vuelve a meterlas en el horno unos 2 minutos, para que se calienten.

4. Entretanto, calienta la cucharada restante de aceite de oliva en una sartén grande y profunda, a fuego medio, e incorpora las verduras de hojas verdes. Remuévelas hasta que se ablanden (el tiempo varía). Añade el vinagre balsámico. Sazona con sal si lo deseas.

5. Coloca las verduras en una bandeja o en platos individuales, cúbrelas con las albóndigas y espolvorea el queso parmesano.

Los números: 670 calorías, 10 g de fibra, 38 g de proteína y 6 g de azúcar (0 añadido).

Pizza de pan sin levadura, con pesto, salchicha y ensalada

Plantas energéticas: 5
Raciones: 2

Más rápida, más barata y más nutritiva que las que pides que te lleven a casa.

Ingredientes

3 cucharadas de pesto de albahaca casero o en frasco
2 (70 g) naan integrales o pitas
⅓ de taza de mozzarella semidesnatada, rallada
3 cucharadas de pistachos pelados y ligeramente salados, picados
100 g de salchichas italianas de pavo o pollo precocidas, sin antibióticos y cortadas en rodajas
10 tomates cherry de varios colores en rodajas
1½ cucharaditas de zumo de limón
½ cucharadita de ralladura de limón o al gusto
2 cucharaditas de aceite de oliva virgen extra
1½ tazas (40 g) de hojas tiernas de rúcula empaquetadas
¼ de cucharadita de pimienta negra recién molida

Preparación

1. Precalienta el horno a 230 °C. Mete una bandeja en el horno.
2. Distribuye de forma uniforme el pesto en los dos naan o pitas. Cubre (hasta los bordes) con la mozzarella, la mitad de los pistachos, toda la salchicha y los tomates.
3. Retira la bandeja del horno, coloca con cuidado los naan en la bandeja y déjalos en el horno hasta que el queso se derrita, los ingredientes estén calientes y la corteza inferior esté crujiente y dorada, unos 10 minutos.

ACABA CON LA INFLAMACIÓN EN 7 DÍAS

4. Entretanto, mezcla el zumo y la ralladura de limón con el aceite de oliva en un cuenco mediano. Añade la rúcula y remuévela.
5. Retira las pizzas naan del horno y colócalas en platos. Echa encima la ensalada de rúcula, espolvorea los pistachos restantes y la pimienta negra, y sírvelas. ¡Disfrútalas con tenedor y cuchillo!

Hazlas veganas: Utiliza versiones de pesto, salchichas y queso de origen vegetal.

Los números: 520 calorías, 9 g de fibra, 25 g de proteína y 7 g de azúcar (1 añadido).

Judías rojas criollas frikis

Plantas energéticas: 9
Raciones: 3

¿Qué es el freekeh? Suena raro y exótico, pero en realidad no lo es; es simplemente un antiguo cereal de Egipto que se ha hecho popular en la última década. Puedes hacer esta receta con otro cereal integral o con arroz de coliflor, pero el freekeh añade una planta energética más a tu creciente arsenal.

Ingredientes

2 cucharaditas de aceite de oliva virgen extra
2 salchichas (100 g) picantes de ave crudas, cortadas en rodajas
1 pimiento verde mediano sin semillas y cortado en dados pequeños
1 cebolla amarilla pequeña pelada y cortada en dados
1 tallo de apio mediano finamente picado
3 dientes de ajo grandes pelados y finamente picados

1 lata (425 g) de judías rojas escurridas
½ taza de caldo de pollo o de verduras bajo en sodio
1 tomate tipo corazón de buey grande y maduro, sin semillas y
    cortado en dados
1½ cucharaditas de condimento criollo o cajún sin sal añadida,
    o al gusto
¼ de cucharadita + ⅛ de cucharadita de sal marina o al gusto
1 cucharadita de vinagre de vino tinto
¾ de cucharadita de hojas de tomillo fresco picadas
1½ tazas de freekeh cocido, farro o arroz de coliflor salteado, tibio
2 cebolletas cortadas en rodajas muy finas en diagonal

Preparación

1. Calienta el aceite en una cazuela grande o en una sartén profunda a fuego medio-alto. Añade la salchicha, el pimiento, la
cebolla y el apio, y cocina removiendo de vez en cuando hasta
que la salchicha esté bien hecha y dorada, y la cebolla ligeramente caramelizada, unos 8 minutos. Echa el ajo y saltea unos
30 segundos.
2. Añade las judías, el caldo, el tomate, el condimento criollo y la
sal. Tapa la cazuela, baja el fuego a medio-bajo y cocina a fuego
lento hasta que los sabores se mezclen y el contenido de la cazuela parezca un guiso, unos 10 minutos, removiendo en mitad
de la cocción. Incorpora el vinagre y el tomillo. Rectifica el
sazonado si es necesario.
3. Sirve la mezcla de judías tipo guiso con el freekeh, echa la
cebolleta y sirve.

Hazlas veganas: Utiliza salchichas de origen vegetal en lugar de
salchichas de pollo o pavo.

Los números: 610 calorías, 15 g de fibra, 30 g de proteína y 6 g de azúcar
(0 añadido).

Filetes de berenjena con salsa aterciopelada de tomates secados al sol

Plantas energéticas: 6
Raciones: 2

El tofu, la quinoa y el edamame, con un elevado contenido en proteínas, hacen de este plato vegano una comida rica y abundante. ¡No echarás de menos la carne!

Ingredientes

1 berenjena grande (unos 600 g) cortada a lo largo en 6 lonchas
2 cucharadas de aceite de oliva virgen extra
¼ de cucharadita de sal marina o al gusto
2 dientes de ajo grandes pelados y en rodajas
1¼ tazas de caldo de verduras bajo en sodio o al gusto
Zumo y ralladura de ½ limón pequeño (1 cucharada de zumo)
1 taza de tomates secos picados
200 g de tofu sedoso ecológico
1⅓ tazas de quinoa cocida tibia
¼ de taza de edamame tostado en seco o 2 cucharadas de piñones
   tostados
¼ de taza de hojas de albahaca fresca, pequeñas o cortadas

Preparación

1. Precalienta el horno a 230 °C. Forra una bandeja grande con papel de horno o un tapete de silicona. Coloca las lonchas de berenjena en la bandeja; unta con un pincel las caras superiores con 1½ cucharada de aceite de oliva y échales sal. Ásalas hasta que estén cocinadas y ligeramente doradas, sin necesidad de darles la vuelta, unos 23 minutos.

2. Entretanto, calienta la ½ cucharada de aceite restante en una cazuela mediana a fuego medio. Añade el ajo y saltea

aproximadamente 1 minuto. Incorpora el caldo de verduras, el zumo de limón y los tomates secos; sube el fuego y espera a que hierva. Después baja el fuego a medio-bajo y cocina hasta que los tomates estén muy blandos, unos 5 minutos.

3. Vierte la mezcla de tomates secos cocidos a fuego lento y el tofu en un robot de cocina. Tapa y tritura hasta que la mezcla esté cremosa, al menos 3 minutos a velocidad alta. Echa la salsa en la cazuela, rectifica el punto de sal y mantenla caliente hasta que vayas a servirla. Si deseas una consistencia más líquida, añade más caldo.

4. Extiende tres cuartas partes de la salsa en dos platos, coloca encima las lonchas de berenjena y la quinoa, y añade el resto de la salsa. Espolvorea el edamame asado, la ralladura de limón y la albahaca fresca.

Los números: 610 calorías, 23 g de fibra, 27 g de proteína y 32 g de azúcar (0 añadido).

Hojas de verduras asadas y tempeh con salsa de tahini

Plantas energéticas: 6
Raciones: 2

Para ganar tiempo, piensa en preparar la salsa tahini con hasta una semana de antelación y consérvala en frío. Tampoco es mala idea asar verduras constantemente; puedes tener en la nevera un arsenal y utilizarlas rápidamente como guarnición.

Ingredientes

1 paquete (200 g) de tempeh cortado transversalmente en rodajas de 1 centímetro (unas 16 rodajas)

450 g (unas 5 tazas) de verduras mixtas, como coles de Bruselas cortadas por la mitad y floretes de coliflor morada o blanca
1 cucharada + 1 cucharadita de aceite de oliva virgen extra
½ cucharadita de sal marina
½ cucharadita de canela en polvo
¼ de cucharadita de pimienta negra recién molida
¼ de cucharadita de comino en polvo
1 taza de quinoa roja o blanca cocida o el cereal integral de tu elección, tibio
Salsa tahini al limón (receta, p. 257)
1 cucharada de salsa harissa o 1 chile rojo picante pequeño en rodajas muy finas
3 cucharadas de garbanzos tostados crujientes o almendras cortadas tostadas
¼ de taza de hojas de menta fresca sueltas

Preparación

1. Precalienta el horno a 220 °C. Forra una bandeja de bordes altos con papel de horno o un tapete de silicona.
2. Echa en un cuenco grande las rodajas de tempeh, las coles de Bruselas, la coliflor y el aceite de oliva, y mezcla. Sazona con sal, canela, pimienta negra y comino, y remueve. Coloca las verduras y el tempeh en la bandeja en una sola capa. Asa hasta que estén bien cocinados y dorados, unos 25 minutos. Rectifica el sazonado si es necesario.
3. Extiende la quinoa a modo de «cama» en platos individuales y coloca encima las verduras y el tempeh. Rocía con la salsa tahini; espolvorea la harissa, los garbanzos y la menta.

Los números (incluye salsa): 660 calorías, 13 g de fibra, 39 g de proteína y 7 g de azúcar (1 añadido).

Salsa tahini al limón

3 cucharadas de tahini
Zumo de 1 limón (3 cucharadas)
2-3 cucharadas de té verde sin azúcar o agua hasta la consistencia
  deseada
1 diente de ajo pelado y picado
Una pizca de sal marina

Echa todos los ingredientes en un tarro o taza medidora y agita
para que se mezclen. Prepárala hasta con 1 semana de antelación
y consérvala en un frasco en la nevera.

Muslos de pollo al curri con coco y trío de verduras

Plantas energéticas: 6
Raciones: 2

Sustitúyelas por tus verduras favoritas o las que tengas ocupando
espacio en la nevera. Cuanta más variedad, mejor.

Ingredientes

1 cucharada de aceite de oliva virgen extra
400 g de muslos de pollo (4 pequeños o 3 medianos) ecológicos
  deshuesados y sin piel
1¼ cucharaditas de curri en polvo
½ cucharadita de jengibre en polvo
3 tazas (170 g) de floretes de brócoli
1 calabaza de verano amarilla grande (300 g) cortada por la mitad
  a lo largo y luego transversal en rodajas de 1 centímetro
1 pimiento rojo o naranja grande sin semillas y cortado en dados,
  o ¾ de taza de tallos de acelgas arcoíris en rodajas
½ cucharadita + ⅛ de cucharadita de sal marina o al gusto

¼ de taza de caldo de pollo o de verduras bajo en sodio
¼ de taza de leche de coco light ecológica sin azúcar
Zumo de ½ lima (1 cucharada) + gajos de ½ lima
¼ de taza de cuscús integral seco
3 cucharadas de anacardos tostados o sin tostar
3 cucharadas de hojas de cilantro fresco

Preparación

1. Calienta 1 cucharadita de aceite de oliva en un wok o en una sartén antiadherente grande y profunda a fuego medio-alto. Añade los muslos de pollo, el curri en polvo y el jengibre en polvo, y cocina hasta que los muslos estén bien hechos, de 4 a 5 minutos por cada lado. Retíralos y déjalos en un plato.
2. En el aceite que haya quedado en el wok o la sartén, calienta las otras 2 cucharaditas de aceite de oliva a fuego medio-alto. Añade el brócoli, la calabaza y el pimiento, y saltea hasta que estén dorados y tiernos, pero firmes, unos 5 minutos.
3. Vuelve a echar el pollo (y los jugos residuales) en el wok o la sartén. Sazona el pollo y las verduras con sal. Añade el caldo y la leche de coco, deja que hierva; después, baja el fuego y cocina a fuego lento hasta obtener una consistencia similar a la de un guiso, unos 4 minutos. Añade el zumo de lima. Rectifica el sazonado si es necesario.
4. Entretanto, prepara el cuscús siguiendo las instrucciones del paquete.
5. Coloca el cuscús, el pollo y las verduras en cuencos individuales. Vierte el caldo de curri, espolvorea con los anacardos y el cilantro, y sirve con las rodajas de lima.

Los números: 620 calorías, 9 g de fibra, 47 g de proteína y 13 g de azúcar (0 añadido).

Filetes de atún salvaje con sésamo y salteado de cebolleta y ñame de agua

Plantas energéticas: 4
Raciones: 2

Las verduras moradas le dan a este plato un rollo guay, ideal para Instagram, pero puedes utilizar verduras naranjas si son las únicas que encuentras en el supermercado.

Ingredientes

1½ cucharadas de aceite de cacahuete o de aguacate
1 ñame de agua (350 g), lavado, pelado y cortado en dados de 2 centímetros, o 350 g de rodajas de zanahoria morada
2 cebolletas cortadas en trozos grandes de 4 centímetros en diagonal
½ cucharadita de jengibre fresco rallado
1 chile rojo picante pequeño, sin semillas y en rodajas muy finas
¼ de cucharadita de sal marina o al gusto
2 filetes (150 g) de atún de aleta amarilla salvaje, sin espinas, u otros filetes de atún
1½ cucharaditas de aceite de sésamo tostado
3 cucharadas de mezcla de semillas de sésamo blanco y negro sin tostar, o hasta cubrir los filetes
1 taza (30 g) de verduras silvestres frescas o rúcula tierna
Vinagreta dulce de tamari (receta, p. 260)

Preparación

1. Calienta 1 cucharada de aceite de cacahuete en un wok o en una sartén grande de hierro fundido o antiadherente a fuego medio-alto. Añade el ñame y saltea hasta que esté bien cocido y dorado, unos 10 minutos. Incorpora las cebolletas, el jengibre, el chile y ⅛ de cucharadita de sal, y saltea hasta que las cebolletas estén ligeramente doradas, 2 minutos más.

2. Entretanto, unta los filetes de atún con aceite de sésamo, cúbrelos totalmente con semillas de sésamo y espolvorea con el ⅛ de cucharadita de sal restante. Calienta la ½ cucharada de aceite de cacahuete que te queda en una sartén grande de hierro fundido a fuego medio-alto y dora el atún hasta conseguir el punto de cocción deseado, de 1 a 1½ minutos por lado o hasta que esté medio hecho.

3. Extiende las verduras en una bandeja o en platos individuales y coloca encima el atún (mejor en rodajas) y la mezcla de ñame. Rocía todo con la Vinagreta dulce de tamari y sirve.

Los números (incluida la vinagreta): 550 calorías, 8 g de fibra, 42 g de proteína y 14 g de azúcar (5 añadidos).

Vinagreta dulce de tamari

1½ cucharadas de vinagre de arroz
1 cucharada de tamari (salsa de soja) elaborada de forma natural o aminos de coco, o al gusto
2 cucharaditas de néctar de coco, sirope de dátiles o miel
Mezcla todos los ingredientes en un frasco pequeño. Mételo en la nevera hasta que vayas a utilizar la vinagreta.

Fletán estilo tailandés con salsa de mango y bok choy

Plantas energéticas: 6
Raciones: 2

El fletán es uno de los pescados más sostenibles y tiene un alto contenido en ácidos grasos omega-3 saludables, así que es una excelente opción para las personas a las que no les gusta el sabor aceitoso de otros pescados ricos en omega-3, como el atún o la caballa.

Ingredientes

1 cucharada + 2 cucharaditas de aceite de girasol o de cacahuete
2 cebolletas en rodajas finas, las partes verde y blanca separadas
1 chile tailandés pequeño o ½ jalapeño pequeño sin semillas y
  picado
1 mango maduro pequeño o ½ grande pelado, sin hueso y cortado en dados de 1 centímetro (1 taza)
1½ cucharaditas de tamari (salsa de soja) elaborada de forma natural o aminos de coco
2 cucharaditas de zumo + ½ cucharadita de ralladura de lima
2 cabezas de bok choy baby (unos 200 g cada una) cortadas por
  la mitad a lo largo, bien enjuagadas y secas
¼ de cucharadita de sal marina o al gusto
2 filetes (150 g) de fletán o barramundi
1½ cucharadas de almendras troceadas tostadas
2 cucharadas de hojas frescas de cilantro u hojas pequeñas de
  albahaca

Preparación

1. Calienta 2 cucharaditas de aceite en una sartén antiadherente
   mediana a fuego medio. Añade la parte blanca de las cebolletas y saltea hasta que empiecen a caramelizarse, unos 3 minutos. Incorpora el chile, el mango y ½ cucharadita de tamari, y
   cocina removiendo de vez en cuando hasta que el mango se
   ablande, unos 7 minutos. Añade el zumo de lima y la parte
   verde de las cebolletas, coloca la mezcla en un cuenco y resér-
   vala.
2. Calienta 1 cucharadita de aceite en una sartén antiadherente
   grande a fuego medio-alto. Añade el bok choy y saltea hasta
   que esté ligeramente dorado, de 2 a 2½ minutos por lado. Espolvorea ⅛ de cucharadita de sal y la cucharadita de tamari
   restante. Colócalo en una bandeja, cubre con papel de alumi-
   nio sin apretar y mantenlo en un lugar cálido.

3. Sazona el pescado con el ⅛ de cucharadita de sal. Calienta las 2 cucharaditas de aceite restantes en una sartén antiadherente grande a fuego medio-alto, añade el pescado y dóralo sin tocarlo hasta que se forme una costra en el fondo, unos 3½ minutos. Da la vuelta a los filetes, baja el fuego a medio y dora hasta que el pescado esté bien cocido y se desmenuce fácilmente, unos 3 minutos más.

4. Sirve los filetes en la bandeja junto con el bok choy. Échales la salsa de mango por encima. Espolvorea todo con la ralladura de lima, las almendras y el cilantro.

Nota: Si lo prefieres, en lugar de saltear los filetes de pescado y el bok choy, puedes hacerlos a la plancha. Basta con untarlos de aceite antes de cocinarlos a fuego medio-alto.

Los números: 520 calorías, 5 g de fibra, 29 g de proteína y 14 g de azúcar (0 añadido).

Chuletas de cerdo a la plancha con cítricos y verduras verdes

Plantas energéticas: 7
Raciones: 2

Toda carne roja puede convertirse en un alimento saludable si se le añade una gran cantidad de verduras verdes.

Ingredientes

Zumo y ralladura de 1 naranja pequeña (⅓ de taza de zumo) + 1 naranja mediana en rodajas
Zumo de ½ limón pequeño (1 cucharada de zumo) + ½ limón pequeño en rodajas
2 cucharadas de aceite de oliva virgen extra

1 cucharadita de mostaza de Dijon
½ cucharadita de hojas de romero fresco picadas + 2 ramitas pequeñas de romero
½ cucharadita de sal marina o al gusto
¼ de cucharadita de pimienta negra recién molida o al gusto
2 chuletas (170 g) de lomo de cerdo criado en pastos (es decir, sin antibióticos) deshuesadas y cortadas por la mitad
350 g de verduras verdes (si puede ser, elige dos), como espárragos, calabacín o broccolini
1½ tazas de cereales integrales cocidos, como cebada, espelta o arroz negro, tibios, o 2 panecillos integrales
½ cucharadita de semillas de amapola o 1 cucharada de nueces pecanas finamente picadas
⅛ de cucharadita de hojuelas de pimiento picante seco (opcional)

Preparación

1. Mezcla en un cuenco mediano la ralladura y el zumo de naranja, el zumo de limón, 1 cucharada de aceite de oliva, la mostaza, las hojas de romero, ¼ de cucharadita de sal y la pimienta. Mete las chuletas de cerdo en un recipiente de vidrio con tapa, vierte despacio la marinada por encima y deja marinar en la nevera durante aproximadamente 1 hora.
2. Retira la carne de cerdo de la marinada y desecha la marinada (o hiérvela unos minutos y utilízala como salsa).
3. Prepara y precalienta la plancha. Unta las verduras y las rodajas de naranja y limón con la cucharada restante de aceite de oliva. Cocina las verduras, las rodajas de cítricos y la carne de cerdo a fuego medio-alto hasta que las líneas de la plancha queden marcadas y la carne de cerdo esté al punto, unos 8 minutos para las verduras y los cítricos, y 11 minutos para la carne de cerdo (temperatura interna mínima de 63 °C). Espolvorea en la carne de cerdo y las verduras el ¼ de cucharadita de sal restante. Rectifica el sazonado si es necesario.

4. Sirve las chuletas de cerdo en una bandeja o en platos individuales junto con las verduras y los cereales integrales al vapor.
Coloca encima las rodajas de cítricos asados, las semillas de
amapola y, si lo deseas, hojuelas de pimiento picante. Adorna
con las ramitas pequeñas de romero.

Los números (incluye ½ marinada): 480 calorías, 11 g de fibra, 47 g de
proteína y 12 g de azúcar (0 añadido).

Pasta energética de calabaza con kale

Plantas energéticas: 7
Raciones: 2

La pasta de legumbres se elabora a partir de fuentes alternativas
de almidón, como las lentejas, la quinoa y los garbanzos. Personalmente considero que la pasta de garbanzos es muy superior a
las elaboradas con otras plantas.

Ingredientes

150 g de pasta seca de garbanzos, como penne o rotini
1 cucharada de aceite de oliva virgen extra
250 g de calabaza fresca pelada y cortada en dados de 2 centímetros (2 tazas en dados)
2 dientes de ajo pelados y picados
100 g de kale fresca picada
1½ cucharaditas de copos de levadura nutricional
1½ cucharaditas de vinagre de vino blanco
¾ de cucharadita de sal marina o al gusto
⅛ de cucharadita de hojuelas de pimiento picante seco o al gusto
1 lata (425 g) de puré de calabaza sin sal
40 g de queso de cabra de origen vegetal o el queso suave vegano
de frutos secos que prefieras

2 cucharadas de pepitas o piñones crudos
¼ de taza de hojas de albahaca fresca sin apretar

Preparación

1. Hierve la pasta (en agua con sal) siguiendo las instrucciones del paquete.
2. Entretanto, calienta el aceite de oliva en una sartén o wok antiadherente muy grande y profundo a fuego medio-alto. Añade los dados de calabaza y mezcla con unas pinzas de vez en cuando, hasta que estén dorados y firmes, pero bien cocinados, unos 8 minutos. Incorpora el ajo y remueve unos 30 segundos. Agrega la kale, la levadura nutricional, el vinagre, la sal y las hojuelas de pimiento picante, y mezcla con unas pinzas hasta que la kale se ablande, unos 2 minutos.
3. Escurre bien la pasta y reserva 1 taza de agua de la cocción. Vierte el agua de la pasta y el puré de calabaza a la mezcla de kale y remueve hasta que esté todo bien mezclado y caliente, unos 2 minutos. Agrega la pasta y revuelve hasta obtener la consistencia de salsa deseada, aproximadamente de 1 a 2 minutos. Rectifica el sazonado si es necesario.
4. Coloca la mezcla de pasta en platos y espolvorea el queso vegetal, las pepitas y la albahaca.

Los números: 590 calorías, 17 g de fibra, 26 g de proteína y 8 g de azúcar (0 añadido).

Rica ricotta con frutas del bosque

Número de plantas energéticas: 5
Raciones: 8

¿Y si pudieras preparar desde cero un postre que tuviera toda la potencia para los músculos de un suplemento para culturistas, además de todas las fibras vegetales que tu microbioma anhela, y en el primer bocado pensaras de inmediato en repetir? Este es ese postre imposible. Sí, tiene un alto contenido en azúcar, un poco más que una bola de helado de vainilla. La diferencia es que gran parte del azúcar procede de la fruta.

Te recomiendo que para este plato utilices ricotta comprada, porque bastantes cosas tienes que hacer en la vida, pero, como algunos de nosotros somos aventureros, he incluido una receta de ricotta casera.

Ingredientes (ricotta casera)

2 l de leche entera
1 l de nata espesa
1 cucharada de sal
½ taza de zumo de limón
½ taza de vinagre de vino blanco
½ taza de suero de mantequilla

Ingredientes (para acompañar la ricotta)

1 taza de fresas picadas
1 taza de arándanos
¼ de taza de agua
12 hojas de menta
3 melocotones cortados por la mitad, sin hueso y en rodajas
24 cerezas cortadas por la mitad y sin hueso

Preparación (ricotta casera)

1. Vierte la leche, la nata y la sal en una olla grande dejando espacio en la parte superior.
2. Calienta a fuego medio sin dejar de remover para evitar que se pegue. La temperatura debe alcanzar un punto en el que los líquidos hiervan a fuego lento (unos 80 °C).

3. Añade el zumo de limón, el vinagre y el suero de mantequilla.
4. Apaga el fuego, remueve una vez para dispersar los ácidos y déjalo enfriar.
5. Pasa la leche por un colador forrado con una gasa.

Preparación (del acompañamiento)

1. Coloca las fresas, los arándanos y el agua en una batidora, y mezcla hasta que quede suave.
2. Apila las hojas de menta una encima de otra y enróllalas como si fueras un tabaquero cubano. Cuando hayas formado el puro de menta, córtalo en rodajas finas (a este corte se le llama chiffonade).
3. Coloca 1 taza de ricotta en un plato formando un círculo, echa 1 cucharada de la mezcla de bayas, apila los trozos de melocotón y de cereza en el centro del plato y decora con la chiffonade de menta.

Los números: 472 calorías, 5 g de fibra, 30 g de proteína y 11 g de azúcar (0 añadido).

12

14 días siguiendo el Plan Integral Antigrasa

¿Qué comerás cuando termines
el Reto de los 7 días? Un rápido vistazo
a lo sencillo, delicioso y flexible que puede ser
este plan, y una vista preliminar de los alimentos
de los que disfrutarás en los próximos días,
semanas y meses.

Felicidades por haber superado el Reto de los 7 días. Durante una semana has desayunado un batido de proteína de suero de leche todos los días, has renunciado a los dulces y los hidratos de carbono refinados, has limitado los cereales integrales a solo una ración al día y has buscado por todas partes nuevas formas de incorporar treinta plantas energéticas a tu dieta.

Como vimos en el capítulo 3, resulta mucho más fácil de lo que parece. Y una vez que aprendas a maximizar la variedad de plantas en tu dieta, se te abrirá un mundo nuevo de gustos y sabores, no solo para ti, sino también para los cien billones de microbios que viven dentro de ti.

Pero ahora que el reto ha terminado, ¿cómo debes comer el resto de tu vida? Bueno, lo único que tienes que hacer es analizar todas las comidas con las mismas tres preguntas en mente:

¿Dónde están mis plantas energéticas? (Intenta consumir dos o más en cada comida).

¿Dónde están mis proteínas energéticas? (Busca de 25 a 30 g por comida y evita tanto como puedas los embutidos). ¿Dónde están mis grasas energéticas? (Los lácteos, el pescado, los frutos secos, las mantequillas de frutos secos, el aguacate y las aceitunas son las mejores opciones). Si no puedes responder a estas preguntas, seguramente tengas que añadir algo a tu comida para completarla. Una guarnición de guacamole con esos tacos, pimientos y cebollas encima de la pizza o una ensalada de col con la hamburguesa. Añadir estos alimentos y elegir comidas ricas en proteínas y nutricionalmente diversas siempre que te sea posible te ayudará a apagar el fuego interior y te pondrá en camino hacia un futuro más delgado y saludable.

Para empezar, he trazado un plan inicial de dos semanas de alimentación perfecta. Cada una de estas comidas tiene al menos 25 g de proteínas, grasas saludables y al menos dos plantas energéticas, aunque, como hemos visto, se pueden hacer infinitas variaciones, ya seas un amante de la pasta, un maestro de las hamburguesas o un experto en sushi. Prueba todas y cada una de las comidas que te sugiero, o ninguna, pero ten en cuenta esas tres preguntas, céntrate en la variedad de plantas, y tu microbioma te lo agradecerá. (También te lo agradecerá el equipo de ventas de tu tienda favorita, que se llevará buenas comisiones al venderte ropa más pequeña).

Y recuerda: proteínas en el desayuno. Siempre.

LUNES

Desayuno: Batido de proteína de suero de leche Despertar súbito (receta, p. 81): café helado, piñones, cereal integral, semillas de cáñamo, plátano congelado, mantequilla de cacahuete, cacao en polvo y proteína de suero de leche de chocolate.

Comida: Pavo y queso cheddar sobre pan integral, con lechuga romana, mayonesa y mostaza; ensalada César de lechuga romana, piñones y aderezo César.

Cena: Salmón cajún con judías verdes al ajillo, verduras asadas y aderezo sin grasa.

Postre: Cucurucho de helado pequeño.

MARTES

Desayuno: Dos huevos, bagel de queso cheddar y jamón.

Comida: Pechuga de pollo sazonada con judías rojas y arroz (mediano).

Tentempié: Rodajas de manzana y queso cheddar.

Cena: Cómo me deshago de todos estos tomates (receta, p. 88): ensalada con tomates frescos, pepino inglés, melón, granada, hojas de albahaca y nueces tostadas trituradas, servida con salmón a la plancha.

MIÉRCOLES

Desayuno: Gofre integral con requesón, frambuesas, semillas de cáñamo y pistachos.

Comida: Quesadilla de pollo, pimiento, cebolla y queso con guacamole.

Cena: Hojas de verduras asadas y tempeh con salsa tahini (receta, p. 257): tempeh, verduras mixtas, quinoa, menta y garbanzos asados.

JUEVES

Desayuno: Parfait de yogur con 1 taza de yogur griego natural entero, 1¼ tazas de frutas del bosque mixtas congeladas, ¼ de taza de nueces y 2 cucharadas de muesli.

Comida: Bol de pollo a la plancha, crema agria baja en grasa, queso rallado, guacamole, lechuga, tomate, arroz y frijoles negros.

Cena: Rollitos de sushi mixtos con guarnición de edamame o ensalada de algas.

Postre: Bola de queso ricotta con cacao en polvo y frambuesas.

VIERNES

Desayuno: Batido de proteína de suero de leche My cherry amour (receta, p. 83): cerezas congeladas, fresas, arándanos, anacardos, espinacas tiernas, aguacate y proteína de suero de leche de chocolate.

Comida: Ensalada de carne al chipotle con arroz integral, judías negras, monterey jack, salsa y aderezo de miel y chipotle.

Cena: Ensalada de pescado a la plancha, quinoa y rúcula con arándanos, golden berries y aderezo balsámico.

Postre: Tazón pequeño de yogur helado cubierto con frutos secos y frutas del bosque troceadas.

SÁBADO

Desayuno: Dos huevos grandes revueltos con mozzarella, patatas asadas, pimiento verde, cebolla, en aceite de oliva, con una mezcla de frutas a un lado.

Comida: Pavo sobre pan rústico de masa madre y sopa de diez verduras.

Cena: Muslos de pollo al curri con coco y trío de verduras (receta, p. 257): Muslos de pollo con brócoli, calabaza de verano, pimiento rojo, cuscús integral, anacardos y cilantro.

DOMINGO

Desayuno: Cereales ricos en proteínas, con frutos secos sin sal, semillas de cáñamo y leche al 2 %.

Comida: Ensalada con pechuga de pollo, lechuga, tomate, queso, maíz, frijoles negros y pimiento rojo.

Tentempié: Mezcla de frutos secos y orejones.

Cena: Chili el gran día de Tom (receta, p. 236): carne de ternera, pavo o caza, tomates enteros pelados, pimientos, cebolla, judías rojas y negras y arroz integral (opcional).

LUNES

Desayuno: Wrap de espinacas, queso feta y clara de huevo, y copos de avena con arándanos

Comida: Ensalada de quinoa con queso feta, garbanzos y verduras mixtas.

Tentempié: Almendras y aceitunas.

Cena: Penne integrales con gambas y verduras a la plancha, aceite de oliva virgen extra y pimienta negra.

MARTES

Desayuno: 1 taza de yogur griego natural entero (o al 2 %) con frutos secos, semillas de chía y frutas del bosque frescas o congeladas.

Comida: Ración grande de chili con carne y media ensalada de pollo con aguacate y salsa ranchera.

Cena: Trucha al limón con grelos.

MIÉRCOLES

Desayuno: 1 taza de requesón con frutas del bosque variadas o trozos de melón.

Comida: Gyro de cordero, verduras a la plancha, tahini y guarnición de hummus.

Cena: Ensalada de Bruselas (receta, p. 90): coles de Bruselas, achicoria, manzana verde, cerezas secas, cebolletas y cacahuetes, servida con cerdo a la plancha.

JUEVES

Desayuno: Batido de proteína de suero Kale al jefe (receta, p. 83): leche de avena o soja, kale, perejil, avena, semillas de lino, dátiles, semillas de chía y proteína de suero de leche de vainilla.

Comida: Tazón de sopa de pollo con fideos, zanahorias y apio, además de una manzana.

Cena: Pizza a domicilio con al menos dos verduras, y una pequeña ensalada César con pollo.

VIERNES

Desayuno: Tortilla de verduras con fruta de temporada y muffin inglés.

Comida: Bocadillo de pavo en pan integral con aguacate en rodajas.

Cena: Filetes a la plancha con guarnición de chips de boniatos congelados (al horno) y ensalada de col.

Postre: Cucurucho de helado pequeño.

SÁBADO

Desayuno: Batido de proteína de suero de leche Daiquiri para desayunar (receta, p. 82): yogur griego, plátano, coco, melocotón, piña, mandarina, mango, frambuesas y proteína de suero de leche de vainilla.

Comida: Tazón de sopa de varias judías, con sándwich de queso a la plancha en tostadas integrales.

Cena: Filetes de atún salvaje con sésamo y salteado de cebolleta y ñame de agua (receta, p. 259): atún con ñame de agua, jengibre, semillas de sésamo, rúcula y vinagreta dulce de tamari.

Postre: Trozo de chocolate de cacao (70 % o más).

DOMINGO

Desayuno: Tostada integral con aguacate triturado y especias, más 1 taza de yogur griego y frutas mixtas.

Comida: Pechuga de pavo, coles de Bruselas con beicon y pan de maíz.

Tentempié: Rodajas de manzana con mantequilla de cacahuete.

Cena: Ensalada de remolacha y calabaza (receta, p. 89): remolacha cortada en dados, calabaza, kale, chalota, pipas y cebollino, servida con filete a la plancha.

13

Solución de problemas del Plan Integral Antigrasa

Preguntas frecuentes, trucos sencillos
y estrategias para ganar tiempo.

Si la inflamación es un problema tan grande, ¿por qué no tomamos antiinflamatorios todos los días?

Porque demasiada inflamación es perjudicial, pero muy poca también lo es. La inflamación desempeña un papel importante en la lucha contra las infecciones, la cicatrización de las heridas y la gestión de otras amenazas importantes para la salud. La doctora Shilpa Ravella, gastroenteróloga y autora de *A Silent Fire*, me dijo que reducir drásticamente la respuesta inflamatoria podría exponernos a situaciones imprevistas y peligrosas. «Cuando tomamos un medicamento inmunosupresor, siempre tiene un efecto secundario —me dijo—. Si bloqueamos un camino, otro toma el relevo». Así, por ejemplo, aunque los estudios del antiinflamatorio canakinumab muestran un efecto beneficioso en pacientes con enfermedades cardiacas, recetar estos medicamentos de forma habitual podría tener consecuencias que aún no conocemos, como el aumento del riesgo de cáncer. Y el consumo excesivo de antiinflamatorios orales de venta libre, como la aspirina y el ibuprofeno, puede tener efectos negativos en el sistema digestivo.

Me encanta que este programa esté repleto de comida, pero ¿comer tanto no me hará ganar peso?

Nos han engañado haciéndonos creer que comer más significa ganar peso. No es así. La causa principal del aumento de peso es la inflamación, y la causa principal de la inflamación es la escasez de nutrientes que alimenten nuestro microbioma y el exceso de aditivos que lo dañan. Si una planta es comestible, cómetela.

Dicho esto, las calorías, en concreto las calorías de los hidratos de carbono, son sin duda un factor que contribuye al aumento de peso. Si los cambios no son tan rápidos como te gustaría, empieza por reducir el tamaño de las raciones de alimentos ricos en almidón, como los cereales y los tubérculos. Si normalmente comes una taza entera de arroz hervido, por ejemplo, reduce la cantidad a $^2/_3$ de taza. Solo con este ajuste reducirás entre 60 y 100 calorías, lo que con el tiempo será suficiente para aumentar la pérdida de peso.

A veces acabo comiendo incluso cuando no era mi intención y pienso: «¿Quién me ha metido esta comida en la boca?». ¿Cómo puedo dejar de coger instintivamente lo que encuentro por ahí, especialmente en la oficina?

Comemos sin pensar a todas horas. Es lo que hacemos cuando estamos en el cine y nuestra mano llega al fondo del cubo de palomitas incluso antes de que hayan terminado los trailers. No es grave un par de veces al mes mientras vemos a Tom Cruise desafiando la gravedad, pero es una maldición si nos sucede día tras día.

Comemos por muchas razones (como controlar el estrés o establecer vínculos con los demás) que no tienen nada que ver ni con el hambre ni con las necesidades nutricionales, pero, si quieres controlar tu peso y tu salud, también es útil controlar tus niveles de hambre.

Una forma de atajar ese instinto es hacer una rápida auto-comprobación cada vez que te descubras cogiendo comida. Puntúa tu nivel de hambre en una escala del 1 al 10, donde 1 es «Atrapado en una cueva sin comida durante tres días» y 10 es el glotón de *El sentido de la vida* de Monty Python. Si tu hambre está entre el 4 y el 5, come algo; no esperes a llegar al 1 o al 2. Y si está entre el 6 y el 7 y no te sientes saciado, pero sí satisfecho, deja de comer.

Conseguir suficientes proteínas en el desayuno es complicado y no quiero tener que prepararme un batido de proteínas cada mañana. ¿Qué más puedo comer para obtener de 25 a 30 gramos de proteínas por la mañana?

Aquí tienes otras formas de alcanzar esa cantidad:

1 taza de requesón (25 g)
2 paquetes de avena instantánea (8 g) en 1 taza de leche (8 g)
   con 30 g de almendras troceadas (5 g) y 2 cucharadas de
   semillas de cáñamo (7 g)
½ bagel integral (5 g) con 2 cucharadas de queso crema (2 g)
   y 85 g de salmón ahumado (15 g), más 30 g de semillas de
   calabaza (5 g)
1 taza de yogur griego natural (20 g) con 2 cucharadas de semillas de linaza trituradas (3 g), frutas del bosque y ¼ de
   taza de frutos secos mixtos sin sal (6 g)
Burrito con ¾ de taza de tofu picado (15 g), 30 g de queso (5 g)
   y ½ taza de judías pintas (4,5 g) en una tortilla de harina
   integral (1 g)
2 cucharadas de mantequilla de cacahuete (7 g) y un plátano
   en rodajas (1,5 g) sobre dos rebanadas de pan tostado integral (8 g), más 1 taza de leche (8 g)

¿Hay alguna manera de aumentar mi consumo de proteínas sin dejar de seguir una dieta «basada en plantas»?

Recuerda que «basada en plantas» no significa «solo de plantas». En muchos casos significa simplemente comer menos carnes y otros productos animales, y sustituirlos por más alimentos vegetales. Pero, aunque te hicieras vegetariano, hay muchas maneras de asegurarte de que consumes suficientes proteínas.

Cuando se comen solo plantas, es importante combinar los alimentos para obtener un conjunto completo de aminoácidos, los componentes básicos de los músculos y otros tejidos. Los alimentos de origen animal, como los huevos, la carne, el pescado y los lácteos, ya vienen con el conjunto completo de aminoácidos (dieciséis en total). Algunas plantas también lo ofrecen: la quinoa, la soja (incluidos el tempeh, el tofu y el edamame), el seitán (similar al tempeh, pero elaborado con gluten de trigo), el trigo sarraceno, las semillas de calabaza, las semillas de cáñamo y el pan de cereales germinados son proteínas completas.

Por lo demás, una regla sólida es combinar cereales integrales (arroz integral, avena, trigo integral, maíz) con legumbres, frutos secos y semillas (judías, lentejas, mantequilla de cacahuete, semillas de chía, semillas de girasol). Muchos alimentos vegetarianos tradicionales de diversas culturas evolucionaron con nosotros precisamente por esta razón: una pasta integral con pesto de piñones es una proteína completa. También lo son el hummus con pita, las judías con arroz e incluso la mantequilla de cacahuete con mermelada en pan integral.

También puedes optar por proteínas en polvo de origen vegetal, pero asegúrate de elegir una proteína «completa» (elaborada a partir de una variedad de proteínas vegetales) en lugar de derivada de una sola planta. Además, comprueba en la etiqueta que incluya leucina, un aminoácido que ayuda a estimular el crecimiento muscular, pero que a menudo falta en las proteínas en polvo de origen vegetal.

¿Existe una forma sencilla de saber si un alimento envasado es bueno o malo para mí?

Cada vez disponemos de más pruebas de que los emulsionantes, conservantes, edulcorantes artificiales y otras sustancias no alimentarias incluidas en los alimentos envasados pueden dañar el microbioma. No importa si la etiqueta dice «natural», «cetogénico» o «artesanal». Es puro marketing. En un pequeño estudio sometieron a los sujetos a una dieta de alimentos completos (carnes magras, vegetales y cereales integrales) o de alimentos ultraprocesados (productos envasados, cocinados y embutidos). Los participantes recibieron la misma cantidad total de calorías, proteínas e hidratos de carbono, y se les permitió consumir todo lo que quisieran. Después de dos semanas, los dos grupos de voluntarios se intercambiaron, el grupo de alimentos completos comió alimentos ultraprocesados, y viceversa. Los investigadores descubrieron que, con la dieta ultraprocesada, los sujetos comían una media de 500 calorías más al día que con la dieta de alimentos completos. También aumentaron una media de casi un kilo durante las dos semanas que comieron alimentos envasados, y perdieron una media de casi un kilo durante el tiempo que comieron alimentos completos.

Dicho esto, a menos que tengas personal de cocina como para formar un equipo de fútbol, comprarás muchos alimentos precocinados. Para encontrar los productos más saludables, gira el paquete y mira la etiqueta nutricional. A continuación, utiliza esta sencilla ecuación matemática:

$$\text{Proteína} + \text{Fibra} > \text{Azúcar}$$

Si la cantidad total de gramos de proteínas más la cantidad total de gramos de fibra es mayor que la cantidad total de gramos de azúcar, es probable que se trate de un alimento relativamente saludable. Si no es así, déjalo y busca otra cosa.

Por ejemplo, el yogur griego natural bajo en grasa, con 130 calorías, 0 g de fibra, 17 g de proteínas y solo 4 g de azúcar en una ración de ¾ de taza, es una excelente elección.

Pero ¿qué sucede cuando la marca intenta adornar su producto con algo que parezca saludable? El yogur griego 2 % Mango también tiene 130 calorías por ración, pero tiene 0 fibra, 11 gramos de proteínas y la friolera de 14 gramos de azúcar. Así que, mientras que el yogur natural tiene más proteínas que azúcar, el producto aromatizado le da la vuelta al guion.

Esto se aplica a casi todos los productos de las estanterías. Por ejemplo:

Muffin inglés de canela y pasas
  4 g de proteínas + 2 g de fibra = 6 g
  8 g de azúcar

¡Ay! Este desayuno tiene más azúcar que proteínas y fibra juntas, pero busca un poco más en el pasillo del pan:

Muffin inglés integral
  5 g de proteínas + 3 g de fibra = 8 g
  1 g de azúcar

¿Ves que la diferencia está clara? Haz estos sencillos cálculos con todos los alimentos envasados que compres y pronto convertirás tu cesta de la compra en una apisonadora nutricional.

Entiendo por qué debería eliminar las bebidas azucaradas y edulcoradas artificialmente, pero no me entusiasma el sabor del agua corriente. ¿Qué otra cosa puedo beber?

Los tés sin edulcorar son una opción excelente, y muchas empresas elaboran refrescos de alta gama llenos de sabor pero sin calorías. O puedes servirte un poco de zumo de fruta cien por cien real (arándano, granada o mora, por ejemplo) en un vaso alto con hielo y llenar el resto del vaso de agua con gas. ¡Te enganchará!

No me gusta mucho cocinar, pero quiero comer más alimentos frescos. ¿Algún consejo para dejarme comidas preparadas?

Cocinar los alimentos con antelación es una excelente manera de asegurarse de contar con las opciones más saludables. En un par de horas de una tarde de fin de semana puedes preparar casi todo lo que necesitas para los siguientes siete días. Empieza cocinando cereales integrales: el arroz integral, la quinoa y otros cereales pueden cocinarse y guardarse en la nevera para que sirvan de base de las comidas de la semana. Puedes hacer lo mismo con las judías si prefieres cocinarlas tú. También puedes hacer gran cantidad de proteínas a la parrilla en un día soleado, después las metes en la nevera y las utilizas como base de una comida o en rodajas en ensaladas.

Para verduras como el brócoli, la coliflor y los espárragos, empieza por meterlas en una olla con agua hirviendo para resaltar sus colores y sabores. Primero corta las verduras en trozos grandes. Pon a hervir el agua con una pizca de sal y echa un puñado de verduras cortadas. Espera hasta que el agua vuelva a hervir, saca las verduras y sumérgelas de inmediato en un recipiente con agua y hielo para detener el proceso de cocción. Verás que el color de las verduras se intensifica. Ahora escúrrelas bien (me gusta hervirlas por la mañana y dejarlas secar en un colador durante varias horas). Después puedes esparcirlas en una bandeja de horno, rociarles aceite de oliva y sal, y cocinarlas en el horno a 200 °C durante unos 30 minutos o hasta que estén tiernas.

Sé que los «superalimentos» no existen, pero ¿hay algún alimento que solamos pasar por alto y que deberíamos comer más?

Algunos de los alimentos más nutritivos son también muy poco celebrados.

Pimienta negra: Cada vez que el camarero te pregunte: «¿Lo quiere con pimienta?», tu respuesta debería ser sí. Un estudio de 2022 descubrió que la piperina, el compuesto activo de la pimienta negra, «proporciona beneficios terapéuticos en pacientes que padecen diabetes, obesidad, artritis, cáncer oral, cáncer de mama, mieloma múltiple, síndrome metabólico, hipertensión, enfermedad de Parkinson, enfermedad de Alzheimer, ictus cerebral, enfermedades cardiovasculares, enfermedades renales, enfermedades inflamatorias y rinofaringitis». ¿Qué te parece para reducir los riesgos para tu salud?

Berros: Puede parecer sofisticado, pero los berros son uno de los ingredientes para ensaladas más baratos que puedes encontrar en el mercado. (Suelen venderse junto con las lechugas o las hierbas frescas). Es una verdura crucífera que aporta todos los beneficios de otros alimentos similares como la kale y el brócoli, pero con una ventaja adicional: según un estudio del *American Journal of Clinical Nutrition*, los berros ayudan a revertir el daño del ADN y pueden ser un arma secreta para los exfumadores preocupados por reducir su riesgo de cáncer.

Perejil: ¿Sabes esa cosa con hojas que dejas a un lado del plato al final de la comida? Cómetela. El perejil no solo refresca el aliento, sino que estudios en animales indican que puede tener «un considerable efecto antidepresivo», según los autores de un estudio publicado en la revista *Molecules*.

Los alimentos son carísimos. ¿Cómo puedo comer sano sin gastar mucho dinero?

Cuando entras en cualquier supermercado de Estados Unidos, lo primero que ves es el pasillo de productos frescos. ¿Crees que las empresas lo ponen justo delante porque los márgenes de beneficio son bajos? No. Pero puedes no gastar mucho dinero, e incluso aumentar un poco tu factor nutricional, si te diriges a la sección de congelados. La mayoría de los productos congelados llegan al congelador pocas horas después de haber sido recolectados, mientras que los que están en la sección de productos frescos bien pueden haberlos cosechado cuando aún no estaban maduros y haberlos enviado desde México, dejando un rastro de nutrientes por el camino. Un estudio publicado en el *Journal of Agriculture and Food Chemistry* descubrió que el nivel de nutrientes de los guisantes, el brócoli, las zanahorias, las fresas, las espinacas, el maíz, los arándanos y las judías verdes congelados era igual o mayor que el de los productos supuestamente frescos del supermercado, mientras que las espinacas congeladas eran nutricionalmente superiores a las frescas. Además, los productos congelados suelen costar aproximadamente la mitad que los frescos y a menudo es fácil encontrar excelentes mezclas de, por ejemplo, cuatro frutas del bosque diferentes o verduras diversas para saltear en una sola bolsa.

¿Algún consejo para comprar los productos más frescos?

En general, las mejores frutas y verduras suelen tener formas irregulares y defectos. Cualquier cosa que parezca perfecta, sobre todo si está hinchada como un jugador de béisbol con esteroides, probablemente la hayan tratado con gran cantidad de pesticidas. Al coger casi cualquier fruta o verdura, debe parecerte pesada y resistente, con la piel tensa. Aquí tienes algunos detalles en los que debes fijarte:

Aguacates
Busca frutos firmes, sin zonas hundidas o blandas y con aspecto ceroso en lugar de brillante. Agítalo. Si se mueve por dentro significa que el hueso se ha desprendido de la carne.
    Temporada: Todo el año.
    Conservación: Para que maduren, métchelos en una bolsa de papel y déjalos a temperatura ambiente de dos a cuatro días.

Mete también una manzana para acelerar el proceso de maduración. Cuando los aguacates estén listos, puedes conservarlos en la nevera hasta una semana.

Alcachofas

Busca alcachofas de color verde intenso, pesadas y con hojas bien cerradas, que chirríen al apretarlas.

Temporada: De marzo a mayo

Conservación: En la nevera, en una bolsa de plástico, hasta cinco días.

Arándanos

Busca bayas gordas, uniformes, de color añil, con la piel tensa y una escarcha blanca opaca.

Temporada: De mayo a octubre

Conservación: Mételos sin lavar en un recipiente hermético y consérvalos en la nevera de cinco a siete días. Lávalos antes de comértelos.

Berenjenas

Deben ser pesadas y tener la piel firme y brillante. Al presionarlas, deben tener un tacto elástico, no esponjoso. El tallo debe ser de color verde brillante.

Temporada: De agosto a septiembre

Conservación: Guárdalas en un lugar fresco (no en la nevera) hasta tres días. Las berenjenas son sensibles al frío y no se conservan bien.

Brócoli

Busca tallos rígidos con ramilletes apretados de color verde intenso o teñidos de morado. Evita los que tengan las cabezas amarillentas, lo que significa que están poniéndose amargos.

Temporada: De octubre a abril

Conservación: En la nevera en una bolsa de plástico hasta una semana.

Champiñones
Busca sombreros firmes y bien cerrados, que no estén viscosos ni llenos de manchas blandas y oscuras.
Temporada: De septiembre a marzo
Conservación: Extiende los champiñones en una superficie plana, cúbrelos con una servilleta de papel húmeda y guárdalos en la nevera de tres a cinco días. Si los sombreros están abiertos y se ven las láminas, cómetelos antes.

Espárragos
Busca yemas prietas y teñidas de color morado. Cuanto más finos sean los tallos, más dulces y tiernos serán.
Temporada: De febrero a junio
Conservación: Corta los extremos leñosos. Coloca los tallos en un recipiente alto con un poco de agua y cubre la parte superior con una bolsa de plástico. Cocina en pocos días.

Frambuesas
Las bayas secas y gordas son las mejores. Busca que tengan buena forma y un color intenso y uniforme. Dale la vuelta a la caja y mira si hay fugas en el fondo, lo que indica que las bayas están demasiado maduras.
Temporada: De mayo a septiembre
Conservación: Las frambuesas se quedan blandas después de lavarlas, así que guárdalas sin lavar en una sola capa encima de una servilleta de papel. Cúbrelas con otra servilleta de papel húmeda y consérvalas en la nevera durante dos o tres días. Lávalas justo antes de comértelas.

Fresas
Busca fresas sin manchas, de color rojo brillante que llegue hasta el tallo y con un fuerte olor afrutado. No deben estar duras ni blandas.
Temporada: De abril a septiembre

Conservación: Colócalas sin lavar en una sola capa encima de una servilleta de papel, en un recipiente tapado, y mételas en la nevera.

Judías verdes

Las judías buenas tienen una superficie brillante y lisa. Las mejores son finas, jóvenes y aterciopeladas, y se rompen al doblarlas suavemente.
Temporada: De mayo a octubre
Conservación: Guárdalas en la nevera, sin lavar, en una bolsa sin cerrar, hasta una semana.

Kiwis

Los kiwis maduros cederán ligeramente al tacto. Evita los blandos o arrugados que huelan mal.
Temporada: Todo el año
Conservación: Déjalos a temperatura ambiente para que maduren. Para acelerar el proceso, mételos en una bolsa de papel con una manzana o un plátano maduro. Una vez maduros, consérvalos en la nevera en una bolsa de plástico hasta una semana.

Lechuga romana

Busca hojas crujientes que no tengan bordes marrones ni manchas de óxido.
Temporada: Todo el año
Conservación: En la nevera de cinco a siete días en una bolsa de plástico.

Melocotones

Los buenos melocotones tienen un aroma afrutado y un color de fondo amarillo o crema cálido, sin tonos verdes. Estarán listos cuando cedan a una suave presión en las costuras.
Temporada: De mayo a octubre

Conservación: Deja los verdes a temperatura ambiente. Los maduros se guardan en la nevera, pero deben consumirse en un plazo de dos a cuatro días.

Papayas

Busca papayas que empiecen a ponerse amarillas y que cedan un poco al apretarlas ligeramente.

Temporada: De junio a septiembre

Conservación: Una vez maduras, cómetelas de inmediato o consérvalas en la nevera hasta tres días. Las papayas verdes deben madurarse a temperatura ambiente en un lugar oscuro hasta que aparezcan manchas amarillas.

Peras

Busca fragancias agradables y suavidad en el extremo del tallo. Una ligera decoloración marrón no es problema.

Temporada: De agosto a marzo

Conservación: Madurar a temperatura ambiente en una bolsa de papel sin cerrar.

Pimientos

Deben pesar mucho para su tamaño y tener una piel sin arrugas. Los tallos deben ser de color verde intenso. Nota: los pimientos rojos son pimientos verdes que se dejan madurar en la rama, lo que significa que son más ricos en nutrientes.

Temporada: Todo el año

Conservación: En el cajón de las verduras de la nevera hasta dos semanas.

Piñas

Busca hojas de un verde brillante, suavidad en la fruta y una fragancia dulce en el extremo del tallo. Evita las frutas esponjosas. Las piñas están listas cuando al tirar de una hoja con suavidad se desprende.

Temporada: De marzo a julio

Conservación: Si no están maduras, mantenlas a temperatura ambiente durante tres o cuatro días hasta que se ablanden y desprendan aroma a piña. Conserva en la nevera hasta cinco días.

Sandías

Busca sandías pesadas y densas, sin cortes ni zonas hundidas. La corteza debe ser opaca, con una parte inferior de color amarillo cremoso. Al darles una palmada sonará a hueco.

Temporada: De junio a agosto

Conservación: Guárdalas enteras en la nevera hasta una semana, para evitar que la pulpa se seque y se vuelva fibrosa.

Tomates

Elige tomates pesados, de color intenso y sin arrugas, manchas, grietas ni partes blandas. Ten en cuenta que la mayoría de los nutrientes de los tomates están en la piel, por lo que las variedades más pequeñas, como los tomates uva, son más potentes.

Temporada: De junio a septiembre

Conservación: Nunca en la nevera. El frío destruye el sabor y la textura de los tomates. Déjalos en la encimera de la cocina, protegidos de la luz solar directa, hasta una semana.

Uvas

Busca uvas gordas, sin arrugas y firmemente adheridas a los tallos. Si tienen una capa blanca («pruina») significa que se conservarán frescas más tiempo. Las uvas verdes con un tono amarillento son las más dulces.

Temporada: De mayo a octubre

Conservación: Guárdalas sin lavar, en un recipiente poco profundo, en la nevera hasta una semana.

Agradecimientos

Este libro no habría sido posible sin el apoyo constante de decenas de amigos, familiares y colegas. Un agradecimiento especial al equipo de St. Martin's Press, que incluye, entre otros, a Elizabeth Beier, Brigitte Dale, Ginny Perrin, John Karle, Brant Janeway, Amelia Beckerman, Lizz Blaise, Michael Storrings, Meryl Levavi y Elizabeth Degenhard. Gracias a Richard Pine y al equipo de InkWell Management, y a mis colegas de AARP, en especial a Myrna Blyth, Bob Love, Neil Wertheimer y Jodi Lipson. Gracias también a mis padres, Lynn Elena Lorenzo-Luaces Perrine y Thomas Charles Deerslayer Perrine. Un agradecimiento especial a la dietista Jackie Newgent y al chef Noah Perrine por sus extraordinarias recetas y sus consejos culinarios. Y gracias a Bob y Kate Blumer, Jorge Cruise, Jon Fine y Laurel Touby por sus grandes ideas.

Y gracias a ti por emprender este viaje conmigo.

Estudios, recursos
y bibliografía complementaria

Introducción: No estás gordo, ¡estás ardiendo!

Scheithauer, T., Rampanelli, E., *et al.*, «Gut Microbiota as a Trigger for Metabolic Inflammation in Obesity and Type 2 Diabetes», *Frontiers in Immunology (Mucosal Immunity)* 11, n.° 571731 (2020). https://doi.org/10.3389/fimmu.2020.571731.

Melamed, Y., Kislev, M., *et al.*, «The Plant Component of an Acheulian Diet at Gesher Benot Ya'aqov, Israel», *PNAS* 113, n.° 51 (2016): 14674-14679. https://doi.org/10.1073/pnas.1607872113.

McDonald, D., Hyde, E., *et al.*, «American Gut: An Open Platform for Citizen Science Microbiome Research», *ASM Journals* 3, n.° 3 (2018). https://doi.org/10.1128 /msystems.00031-18.

Corbin, K., *et al.*, «Host-Diet-Gut Microbiome Interactions Influence Human Energy Balance: a Randomized Clinical Trial», *Nature Communications* 14 (2023): 3161. https://doi.org/10.1038/s41467-023-38778-x.

Spector, T., «Your Gut Bacteria Don't Like Junk Food–Even If You Do», *The Conversation*, 10 de mayo de 2015.

Johansen, J., Atarashi, K., Arai, Y., *et al.*, «Centenarians Have a Diverse Gut Virome with the Potential to Modulate Metabolism and Promote Healthy Lifespan», *Nature Microbiology* 8 (2023): 1064-1078. https://doi.org/10.1038/s41564-023-01370-6.

1. Cómo la inflamación nos pone enfermos, nos hincha
   y nos hace infelices

Wensveen, F., Valentić, S., *et al.*, «The "Big Bang" in Obese Fat: Events
Initiating Obesity- Induced Adipose Tissue Inflammation»,
European Journal of Immunology 29 (2015): 2446-2456. https://doi.
org/10.1002/eji.201545502.

University of Western Ontario, «Your Belly Fat Could Be Making You
Hungrier», Science-Daily, 17 de abril de 2008. www.sciencedaily.
com/releases/2008/04/080416153551.htm. Acceso 3 de junio de
2023.

Yu, J., Choi, W., *et al.*, «Relationship Between Inflammatory Markers
and Visceral Obesity in Obese and Overweight Korean Adults»,
Medicine (Baltimore) 98, n.º 9 (2019): e14740. https://doi.org/
10.1097/MD.0000000000014740.

Baothman, O. A., Zamzami, M. A., Taher, I., *et al.*, «The Role of Gut
Microbiota in the Development of Obesity and Diabetes», *Lipids in
Health and Disease* 15, n.º 108 (2016). https://doi.org/10.1186/
s12944-016-0278-4.

Le Roy, C., Kurilshikov, A., *et al.*, «Yoghurt Consumption Is Associated
with Changes in the Composition of the Human Gut Microbiome
and Metabolome», *BMC Microbiology* 22, n.º 39 (2022). https://doi.
org/10.1186/s12866-021-02364-2.

Wastyk, H., y Fragiadakis, G., «Gut-Microbiota-Targeted Diets Modulate Human Immune Status», *Cell* 184, n.º 16 (2021): 4137-4153.
http://doi.org/10.1016/j.cell.2021.06.019.

Bentley, R. A., Ormerod, P., y Ruck, D. J., «Recent Origin and Evolution
of Obesity-Income Correlation Across the United States», *Palgrave
Communications* 4, n.º 146 (2018). https://doi.org/10.1057/s41599-
018-0201-x.

Santora, M., «Teenagers' Suit Says McDonald's Made Them Obese»,
The New York Times, 21 de noviembre de 2002: B1.

Urban, L., Weber, J., *et al.*, «Energy Contents of Frequently Ordered
Restaurant Meals and Comparison with Human Energy Requirements

and US Department of Agriculture Database Information: A Multisite Randomized Study», *Journal of the Academy of Nutrition and Dietetics* 116, n.º 4 (2016): 590-598.E6. https://doi.org/10.1016/j. jand.2015.11.009.

French, S. A., Wall, M., y Mitchell, N. R., «Household Income Differences in Food Sources and Food Items Purchased», *International Journal of Behavioral Nutrition and Physical Activity* 7, n.º 77 (2010). https://doi.org/10.1186/1479-5868-7-77.

Roberts, S., Das, S., *et al.*, «Measured Energy Content of Frequently Purchased Restaurant Meals: Multi-Country Cross Sectional Study», *BMJ* 363 (2018): k4864. https://doi.org/10.1136/bmj.k4864.

Maurel, M., Castagné, R., *et al.*, «Patterning of Educational Attainment Across Inflammatory Markers: Findings from a Multi-Cohort Study», *Brain, Behavior and Immunology* 90 (2020): 303-310. https://doi.org/10.1016/j.bbi.2020.09.002.

Iyer, H. S., Hart, J. E., James, P., *et al.*, «Impact of Neighborhood Socioeconomic Status, In come Segregation, and Greenness on Blood Biomarkers of Inflammation», *Environment International* 162 (2022): 107164. https://doi.org/10.1016/j.envint.2022.107164.

Xu, F., Earp, J. E., Blissmer, B. J., Lofgren, I. E., Delmonico, M. J., y Greene, G. W., «The Demographic Specific Abdominal Fat Composition and Distribution Trends in US Adults from 2011 to 2018», *International Journal of Environmental Research and Public Health* 19, n.º 19 (2022): 12103. https://doi.org/10.3390/ijerph191912103.

2. El Plan Integral Antigrasa en tres sencillos pasos

Martínez Steele, E., Baraldi, L. G., Louzada, M., *et al.*, «Ultra-Processed Foods and Added Sugars in the US Diet: Evidence from a Nationally Representative Cross-Sectional Study», *BMJ Open* 6, n.º 3 (2016): e009892. https://doi.org/10.1136/bmjopen-2015-009892.

Marino, M., Puppo, F., Del Bo', C., Vinelli, V., Riso, P., Porrini, M., y Martini, D., «A Systematic Review of Worldwide Consumption of

Ultra-Processed Foods: Findings and Criticisms», *Nutrients* 13, n.º 8 (2021): 2778. https://doi.org/10.3390/nu13082778.

«Prevalence of Obesity Among Adults, BMI >30, Age-Standardized, Estimates by Country», World Health Organization. https://apps. who.int/gho/data/node.main.A900A?lang=en. Acceso 12 de mayo de 2023.

Ravn, A. M., Gregersen, N. T., Christensen, R., Rasmussen, L. G., Hels, O., Belza, A., Raben, A., Larsen, T. M., Toubro, S., y Astrup, A., «Thermic Effect of a Meal and Appetite in Adults: An Individual Participant Data Meta-Analysis of Meal-Test Trials», *Food and Nutrition Research* 57 (2013). https://doi.org/10.3402/fnr.v57 i0.19676.

Bartlett, A., y Kleiner, M., «Dietary Protein and the Intestinal Microbiota: An Under studied Relationship», *iScience* 25, n.º 11 (2022): 105313. https://doi.org/10.1016/j.isci. 2022.105313.

Zhang, H., *et al.*, «Meat Consumption and Risk of Incident Dementia: Cohort Study of 493,888 UK Biobank Participants», *The American Journal of Clinical Nutrition* 114, n.º 1 (2021): 175-184. https://doi. org/10.1093/ajcn/nqab028.

Wan, Y., Wang, F., Yuan, J., Li, J., Jiang, D., Zhang, J., Li, H., Wang, R., Tang, J., Huang, T., Zheng, J., Sinclair, A. J., Mann, J., y Li, D., «Effects of Dietary Fat on Gut Microbiota and Faecal Metabolites, and Their Relationship with Cardiometabolic Risk Factors: A 6-Month Randomised Controlled-Feeding Trial», *Gut* 68, n.º 8 (2019): 1417-1429. https://doi.org/10.1136/gutjnl-2018-317609.

Wolters, M., Ahrens, J., Romaní-Pérez, M., Watkins, C., Sanz, Y., Benítez-Páez, A., Stanton, C., y Günther, K., «Dietary Fat, the Gut Microbiota, and Metabolic Health–A Systematic Review Conducted Within the MyNewGut Project», *Clinical Nutrition* 38, n.º 6 (2019): 2504-2520. https://doi.org/10.1016/j.clnu.2018.12.024.

Mattavelli, E., Catapano, A. L., y Baragetti, A., «Molecular Immune-Inflammatory Connections between Dietary Fats and Atherosclerotic Cardiovascular Disease: Which Translation into Clinics?»,

Nutrients 13, n.º 11 (2021): 3768. https://doi.org/10.3390/nu1311 3768.

Wan, Y., Tang, J., Li, J., Li, J., Yuan, J., Wang, F., y Li, D., «Contribution of Diet to Gut Microbiota and Related Host Cardiometabolic Health: Diet-Gut Interaction in Human Health», *Gut Microbes* 11, n.º 3 (2020): 603-609. https://doi.org/10.1080/19490976.2019.1697149.

Korat, A., y Victor, A., «Dairy Products and Cardiometabolic Health Outcomes», Harvard University, noviembre de 2018. https://dash. harvard.edu/handle/1/37925665.

Ristow, M., y Schmeisser, K., «Mitohormesis: Promoting Health and Lifespan by Increased Levels of Reactive Oxygen Species (ROS)», *Dose Response* 12, n.º 2 (2014): 288-341. https://doi.org/10.2203/dose-response.13-035.Ristow.

Satokari, R., «High Intake of Sugar and the Balance between Pro- and Anti-Inflammatory Gut Bacteria», *Nutrients* 12, n.º 5 (2020): 1348. https://doi.org/10.3390/nu12051348.

Shil, A., y Chichger, H., «Artificial Sweeteners Negatively Regulate Pathogenic Characteristics of Two Model Gut Bacteria, *E. coli* and *E. faecalis*», *International Journal of Molecular Sciences* 22, n.º 10 (2021): 5228. https://doi.org/10.3390/ijms22105228.

Burke, M. V., y Small, D. M., «Physiological Mechanisms by which Non-Nutritive Sweeteners May Impact Body Weight and Metabolism», *Physiology & Behavior* 152, parte B (2015): 381-388. https://doi.org/10.1016/j.physbeh.2015.05.036.

Jameel, F., Phang, M., Wood, L. G., y Garg, M. L., «Acute Effects of Feeding Fructose, Glucose and Sucrose on Blood Lipid Levels and Systemic Inflammation», *Lipids in Health and Disease* 13 (2014): 195. https://doi.org/10.1186/1476-511X-13-195.

Ma, X., Nan, F., Liang, H., Shu, P., Fan, X., Song, X., Hou, Y., y Zhang, D., «Excessive Intake of Sugar: An Accomplice of Inflammation», *Frontiers in Immunology* 13 (2022): 988481. https://doi.org/10.3389/fimmu.2022.988481.

Basson, A. R., Rodriguez-Palacios, A., y Cominelli, F., «Artificial Sweeteners: History and New Concepts on Inflammation», *Frontiers in Nutrition* 8 (2021): 746247. https://doi.org/10.3389/fnut. 2021.746247.

Doctrow, B., «Erythritol and Cardiovascular Events», *NIH Research Matters*, 14 de marzo de 2023. www.nih.gov/news-events/nih-research-matters/erythritol-cardiovascular-events.

Debras, C., Chazelas, E., *et al.*, «Artificial Sweeteners and Risk of Cardiovascular Diseases: Results from the Prospective NutriNet-Santé Cohort», *PLoS Medicine* 19, n.º 3 (2022): e071204. https:// doi.org/10.1371/journal.pmed.1003950.

Wang, Q., *et al.*, «Sucralose Promotes Food Intake Through NPY and a Neuronal Fasting Response», *Cell Metabolism* 24, n.º 1 (2016): 75-90. http://dx.doi.org/10.1016/j.cmet.2016.06.010.

Pearlman, M., Obert, J., y Casey, L., «The Association Between Artificial Sweeteners and Obesity», *Current Gastroenterology Reports* 19, n.º 12 (2017): 64. https://doi.org /10.1007/s11894-017-0602-9.

Ma, X., Nan, F., Liang, H., Shu, P., Fan, X., Song, X., Hou, Y., y Zhang, D., «Excessive Intake of Sugar: An Accomplice of Inflammation», *Frontiers in Immunology* 13 (2022): 988481. https://doi.org/ 10.3389/fimmu.2022.988481.

Molteni, R., Barnard, R. J., Ying, Z., Roberts, C. K., y Gómez-Pinilla, F., «A High-Fat, Refined Sugar Diet Reduces Hippocampal Brain-Derived Neurotrophic Factor, Neuronal Plasticity, and Learning», *Neuroscience* 112, n.º 4 (2002): 803-814. https://doi.org/10.1016/ S0306-4522(02)00123-9.

Burke, M. V., y Small, D. M., «Physiological Mechanisms by which Non-Nutritive Sweeteners May Impact Body Weight and Metabolism», *Physiology & Behavior* 152, parte B (2015): 381-388. https:// doi.org/10.1016/j.physbeh.2015.05.036.

Zick, S. M., Murphy, S. L., y Colacino, J., «Association of Chronic Spinal Pain with Diet Quality», *PAIN Reports* 5, n.º 5 (2020): e837. https://doi.org/10.1097/PR9.0000000000000837.

APARTADO ESPECIAL EXTRADELICIOSO: 30 PLANTAS EN SOLO 5 BATIDOS

Kung, B., Anderson, G. H., *et al.*, «Effect of Milk Protein Intake and Casein-to-Whey Ratio in Breakfast Meals on Postprandial Glucose, Satiety Ratings, and Subsequent Meal Intake», *Journal of Dairy Science* 101, n.º 10 (2018): 8688-8701. https://doi.org/10.3168/jds.2018-14419.

Ghazzawi, H. A., y Mustafa, S., «Effect of High-Protein Breakfast Meal on Within-Day Appetite Hormones: Peptide YY, Glucagon Like Peptide-1 in Adults», *Clinical Nutrition Experimental* 28 (2019): 111-122. https://doi.org/10.1016/j.yclnex.2019.09.002.

3. EL RETO DE LOS 7 DÍAS Y POR QUÉ LO NECESITAMOS

David, L. A., Maurice, C. F., Carmody, R. N., Gootenberg, D. B., Button, J. E., Wolfe, B. E., Ling, A. V., Devlin, A. S., Varma, Y., Fischbach, M. A., Biddinger, S. B., Dutton. R. J., y Turnbaugh, P. J., «Diet Rapidly and Reproducibly Alters the Human Gut Microbiome», *Nature* 505 (2014): 559-563. https://doi.org/10.1038/nature 12820.

Bourdeau-Julien, I., Castonguay-Paradis, S., Rochefort, G., *et al.*, «The Diet Rapidly and Differentially Affects the Gut Microbiota and Host Lipid Mediators in a Healthy Population», *Microbiome* 11, n.º 26 (2023). https://doi.org/10.1186/s40168-023-01469-2.

Boscaini, S., Skuse, P., Nilaweera, K. N., Cryan, J. F., y Cotter, P. D., «The 'Whey' to Good Health: Whey Protein and Its Beneficial Effect on Metabolism, Gut Microbiota and Mental Health», *Trends in Food Science & Technology* 133 (2023): 1-14. https://doi.org/10.1016/j.tifs.2022.12.009.

Sanchez-Moya, T., López-Nicolás, R., *et al.*, «In Vitro Modulation of Gut Microbiota by Whey Protein to Preserve Intestinal Health», *Food & Function* 9 (2017). https://doi.org/10.1039/C7FO00 197E.

Bartlett, A., y Kleiner, M., «Dietary Protein and the Intestinal Micro-biota: An Understudied Relationship», *iScience* 25, n.° 11 (2022): 105313. https://doi.org/10.1016/j.isci.2022.105313.

Wu, S., Bhat, Z. F., Gounder, R. S., Mohamed Ahmed, I. A., Al-Juhai-mi, F. Y., Ding, Y., y Bekhit, A. E. A., «Effect of Dietary Protein and Processing on Gut Microbiota-A Systematic Review», *Nutrients* 14, n.° 3 (2022): 453. https://doi.org/10.3390/nu14030453.

4. Cómo el Plan Integral Antigrasa te salvará la vida (una y otra vez)

Henein, M. Y., Vancheri, S., Longo, G., y Vancheri, F., «The Role of Inflammation in Cardiovascular Disease», *International Journal of Molecular Sciences* 23, n.° 21 (2022): 12906. https://doi.org/10.3390/ijms232112906.

Ridker, P. M., Everett, B. M., Thuren, T., MacFadyen, J. G., Chang, W. H., Ballantyne, C., Fonseca, F., Nicolau, J., Koenig, W., Anker, S. D., *et al.*, «Antiinflammatory Therapy with Canakinumab for Atherosclerotic Disease», *New England Journal of Medicine* 377 (2017): 1119-1131. https://doi.org/10.1056/NEJMoa1707914.

Mohammed, I., Hollenberg, M. D., Ding, H., y Triggle, C. R., «A Criti-cal Review of the Evidence That Metformin Is a Putative Anti-Aging Drug That Enhances Healthspan and Extends Lifespan», *Frontiers in Endocrinology* 12 (2021): 718942. https://doi.org/10.3389/fendo.2021.718942.

Maier, H. E., *et al.*, «Obesity Increases the Duration of Influenza A Virus Shedding in Adults», *The Journal of Infectious Disea-ses* 218, n.° 9 (2018): 1378-1382. https://doi.org /10.1093/infdis/jiy370.

Pugliese, G., Liccardi, A., Graziadio, C., *et al.*, «Obesity and Infectious Diseases: Pathophysiology and Epidemiology of a Double Pandemic Condition», *International Journal of Obesity* 46 (2022): 449-465. https://doi.org/10.1038/s41366-021-01035-6.

Kay, J., Thadhani, E., Samson, L., y Engelward, B., «Inflammation-Induced DNA Damage, Mutations and Cancer», *DNA Repair* 83 (2019): 102673. https://doi.org/10.1016/j.dnarep.2019.102673.

Jackson, M. A., Jeffery, I. B., Beaumont, M., Bell, J. T., Clark, A. G., Ley, R. E., O'Toole, P. W., Spector, T. D., y Steves, C. J., «Signatures of Early Frailty in the Gut Microbiota», *Genome Medicine* 8, n.º 1 (2016): 8. https://doi.org/10.1186/s13073-016-0262-7. Fe de erratas en: *Genome Medicine* 8, n.º 1 (2016): 21. Jackson, Matt [corregido a Jackson, Matthew A.].

Wilmanski, T., *et al.*, «Gut Microbiome Pattern Reflects Healthy Ageing and Predicts Survival in Humans», *Nature Metabolism* 3, n.º 2 (2021): 274-286. https://doi.org/10.1038/s42255-021-00348-0.

Bredella, M. A., Torriani, M., Ghomi, R. H., Thomas, B. J., Brick, D. J., Gerweck, A. V., Rosen, C. J., Klibanski, A., y Miller, K. K., «Vertebral Bone Marrow Fat is Positively Associated with Visceral Fat and Inversely Associated with IGF-1 in Obese Women», *Obesity* 19, n.º 1 (2011): 49-53. https://doi.org/10.1038/oby.2010.106.

5. Escuchar la conversación entre tu barriga y tu cerebro

Radjabzadeh, D., Bosch, J. A., Uitterlinden, A. G., *et al.*, «Gut Microbiome-Wide Association Study of Depressive Symptoms», *Nature Communications* 13 (2022): 7128. https://doi.org/10.1038/s41467-022-34502-3.

Galland, L., «The Gut Microbiome and the Brain», *Journal of Medicinal Food* 17, n.º 12 (2014): 1261-1272. https://doi.org/10.1089/jmf.2014.7000.

Chinna, M. A., Forth, E., Wallace, C. J. K., y Milev, R., «Effect of Fecal Microbiota Transplant on Symptoms of Psychiatric Disorders: A Systematic Review», *BMC Psychiatry* 20, n.º 1 (2020): 299. https://doi.org/10.1186/s12888-020-02654-5.

Chen, Y., Xu, J., y Chen, Y., «Regulation of Neurotransmitters by the Gut Microbiota and Effects on Cognition in Neurological Disorders»,

Nutrients 13, n.° 6 (2021): 2099. https://doi.org/10.3390/nu1306 2099.

Messaoudi, M., Lalonde, R., Violle, N., *et al.*, «Assessment of Psychotropic-Like Properties of a Probiotic Formulation (*Lactobacillus helveticus* R0052 and *Bifidobacterium longum* R0175) in Rats and Human Subjects», *British Journal of Nutrition* 105 (2011): 755-764. https://doi.org/10.1017/S0007114510004319.

Benton, D., Williams, C., y Brown, A., «Impact of Consuming a Milk Drink Containing a Probiotic on Mood and Cognition», *European Journal of Clinical Nutrition* 61 (2007): 355-361. https://doi.org/10.1038/sj.ejcn.1602546.

Lee, C. H., y Giuliani, F., «The Role of Inflammation in Depression and Fatigue», *Frontiers in Immunology* 10 (2019): 1696. https://doi.org/10.3389/fimmu.2019.01696.

Anderson, R. J., Freedland, K. E., Clouse, R. E., y Lustman, P. J., «The Prevalence of Comorbid Depression in Adults with Diabetes: A Meta-Analysis», *Diabetes Care* 24, n.° 6 (2001): 1069-1078. https://doi.org/10.2337/diacare.24.6.1069.

Archie, E. A., y Tung, J., «Social Behavior and the Microbiome», *Current Opinion in Behavioral Sciences* 6 (2015): 28-34. https://doi.org/10.1016/j.cobeha.2015.07.008.

Ravella, S., *a Silent Fire: The Story of Inflammation, Diet, and Disease*, Nueva York (NY): W.W. Norton, 2022.

Wong, A., Devason, A., *et al.*, «Serotonin Reduction in Post-Acute Sequelae of Viral Infection», *Cell* 186, n.° 21 (2023): 4475-4494. https://doi.org/10.1016/j.cell.2023.09.013.

Chandra, S., Sisodia, S. S., y Vassar, R. J., «The Gut Microbiome in Alzheimer's Disease: What We Know and What Remains to be Explored», *Molecular Neurodegeneration* 18 (2023): 9. https://doi.org/10.1186/s13024-023-00595-7.

Gonçalves, N. G., *et al.*, «Association Between Consumption of Ultra-processed Foods and Cognitive Decline», *JAMA Neurology* 80, n.° 2 (2023): 142-150. https://doi.org/10.1001/jamaneurol.2022.4397.

Pistollato, F., *et al.*, «Role of Gut Microbiota and Nutrients in Amyloid Formation and Pathogenesis of Alzheimer Disease», *Nutrition Reviews* 74, n.° 10 (2016): 624-634. https://doi.org/10.1093/nutrit/nuw023.

Den, H., Dong, X., Chen, M., y Zou, Z., «Efficacy of Probiotics on Cognition, and Biomarkers of Inflammation and Oxidative Stress in Adults with Alzheimer's Disease or Mild Cognitive Impairment– a Meta-Analysis of Randomized Controlled Trials», *Aging* 12, n.° 4 (2020): 4010-4039. https://doi.org/10.18632/aging.102810.

Xiao, S., Chan, P., Wang, T., *et al.*, «A 36-Week Multicenter, Randomized, Double-Blind, Placebo-Controlled, Parallel-Group, Phase 3 Clinical Trial of Sodium Oligomannate for Mild-to-Moderate Alzheimer's Dementia», *Alzheimer's Research & Therapy* 13, n.° 62 (2021). https://doi.org/10.1186/s13195-021-00795-7.

Li, Y., Shao, L., Mou, Y., Zhang, Y., y Ping, Y., «Sleep, Circadian Rhythm and Gut Microbiota: Alterations in Alzheimer's Disease and Their Potential Links in the Pathogenesis», *Gut Microbes* 13, n.° 1 (2021): 1957407. https://doi.org/10.1080/19490976.2021.1957407.

Bode, J. C., Bode, C., Heidelbach, R., Dürr, H. K., y Martini, G. A., «Jejunal Microflora in Patients with Chronic Alcohol Abuse», *Hepato-gastroenterology* 31, n.° 1 (1984): 30-34. PMID: 6698486.

Leclercq, S., Matamoros, S., Cani, P. D., *et al.*, «Intestinal Permeability, Gut-Bacterial Dysbiosis, and Behavioral Markers of Alcohol-Dependence Severity», *Proceedings of the National Academy of Sciences of the United States of America* 111, n.° 42 (2014): E4485-E4493. https://doi.org/10.1073/pnas.1415174111.

Bajaj, J. S., Gavis, E. A., Fagan, A., Wade, J. B., Thacker, L. R., Fuchs, M., *et al.*, «A Randomized Clinical Trial of Fecal Microbiota Transplant for Alcohol Use Disorder», *Hepatology* 73, n.° 5 (2021): 1688-1700. https://doi.org/10.1002/hep.31496.

Van Bogart, K., Engeland, C. G., Sliwinski, M. J., Harrington, K. D., Knight, E. L., Zhaoyang, R., Scott, S. B., y Graham-Engeland, J. E., «The Association Between Loneliness and Inflammation: Findings from an Older Adult Sample», *Frontiers in Behavioral Neuroscience* 15 (2022): 801746. https://doi.org/10.3389/fnbeh.2021.801746.

Hornstein, E. A., y Eisenberger, N. I., «Exploring the Effect of Loneliness on Fear: Implications for the Effect of COVID-19-Induced Social Disconnection on Anxiety», *Behaviour Research and Therapy* 153 (2022): 104101. https://doi.org/10.1016/j.brat .2022.104101.

Salinas, J., Beiser, A., *et al.*, «Association of Loneliness with 10-Year Dementia Risk and Early Markers of Vulnerability for Neurocognitive Decline», *Neurology* 98, n.° 13 (2022). https://doi.org/10.1212/ WNL.0000000000200039.

Johnson, K. V. A., «Gut Microbiome Composition and Diversity Are Related to Human Personality Traits», *Human Microbiome Journal* 15 (2020): 100069. https://doi.org/10.1016/j.humic.2019.100069.

Sperandio, V., Torres, A. G., Jarvis, B., *et al.*, «Bacteria-Host Communication: The Language of Hormones», *Proceedings of the National Academy of Sciences of the United States of America* 100 (2003): 8951-8956. https://doi.org/10.1073/pnas.1537100100.

Guo, G., Jia, K. R., Shi, Y., Liu, X. F., Liu, K. Y., Qi, W., Guo, Y., Zhang, W. J., Wang, T., Xiao, B., y Zou, Q. M., «Psychological Stress Enhances the Colonization of the Stomach by *Helicobacter pylori* in the BALB/c Mouse», *Stress* 12, n.° 6 (2009): 478-485. https://doi. org/10.3109/10253890802642188.

Sun, Y., Ju, P., *et al.*, «Alteration of Faecal Microbiota Balance Related to Long-Term Deep Meditation», *BMJ Journals: General Psychiatry* 36, n.° 1 (2023). http://dx.doi.org/10.1136/gpsych-2022-100893.

Kuo, B., Bhasin, M., Jacquart, J., Scult, M. A., Slipp, L., *et al.*, «Genomic and Clinical Effects Associated with a Relaxation Response Mind-Body Intervention in Patients with Irritable Bowel Syndrome and Inflammatory Bowel Disease», *PLOS ONE* 12, n.° 2 (2017): e0172872. https://doi.org/10.1371/journal.pone.0172872.

6. La historia interna de tu barriga

Wibowo, M. C., Yang, Z., Borry, M., *et al.*, «Reconstruction of Ancient Microbial Genomes from the Human Gut», *Nature* 594 (2021): 234-239. https://doi.org/10.1038 /s41586-021-03532-0.

Fleming-Dutra, K. E., Hersh, A. L., Shapiro, D. J., *et al.*, «Prevalence of Inappropriate Antibiotic Prescriptions Among US Ambulatory Care Visits, 2010-2011», *JAMA* 315, n.° 17 (2016): 1864-1873. https://doi.org/10.1001/jama.2016.4151.

Vallianou, N., Dalamaga, M., Stratigou, T., Karampela, I., y Tsigalou, C., «Do Antibiotics Cause Obesity Through Long-term Alterations in the Gut Microbiome? A Review of Current Evidence», *Current Obesity Reports* 10, n.° 3 (2021): 244-262. https://doi.org/ 10.1007/ s13679-021-00438-w.

Menni, C., Jackson, M. A., Pallister, T., Steves, C. J., Spector, T. D., y Valdes, A. M., «Gut Microbiome Diversity and High-Fibre Intake Are Related to Lower Long-Term Weight Gain», *International Journal of Obesity* 41, n.° 7 (2017): 1099-1105. https://doi.org/ 10.1038/ijo.2017.66.

Hjorth, M. F., Blædel, T., Bendtsen, L. Q., *et al.*, «*Prevotella*-to-*Bacteroides* Ratio Predicts Body Weight and Fat Loss Success on 24-Week Diets Varying in Macronutrient Composition and Dietary Fiber: Results from a Post-Hoc Analysis», *International Journal of Obesity* 43 (2019): 149-157. https://doi.org/10.1038/s41366-018-0093-2.

Kim, M., Park, S. J., Choi, S., Chang, J., Kim, S. M., Jeong, S., Park, Y. J., Lee, G., Son, J. S., Ahn, J. C., y Park, S. M., «Association Between Antibiotics and Dementia Risk: A Retrospective Cohort Study», *Frontiers in Pharmacology* 13 (2022). https://doi.org /10.3389/ fphar.2022.888333.

Noppakun, K., y Juntarawijit, C., «Association Between Pesticide Exposure and Obesity: A Cross-Sectional Study of 20,295 Farmers in Thailand», *F1000Research* 10 (2021): 445. https://doi.org/10.126 88/f1000research.53261.3.

Ren, X., Kuo, Y., y Blumberg, B., «Agrochemicals and Obesity», *Molecular and Cellular Endocrinology* 515 (2020): 110926. https://doi.org/10.1016/j.mce.2020.110926.

Donaldson, D., Kiely, T., y Grube, A., «Pesticides Industry Sales and Usage: 1998-1999 Market Estimates», U.S. Environmental Protection Agency, Washington, D.C., agosto de 2002. Report N. EPA-733-R-02-001.

Blaser, M. J., *Missing Microbes: How the Overuse of Antibiotics is Fueling Our Modern Plagues*, Nueva York (NY): Henry Holt, 2014.

Liang, Y., Zhan, J., Liu, D., Luo, M., Han, J., Liu, X., Liu, C., Cheng, Z., Zhou, Z., y Wang, P., «Organophosphorus Pesticide Chlorpyrifos Intake Promotes Obesity and Insulin Resistance Through Impacting Gut and Gut Microbiota», *Microbiome* 7, n.° 1 (2019): 19. https://doi.org/10.1186/s40168-019-0635-4.

7. ¡DEJA ESAS MALDITAS PASTILLAS DE VITAMINAS AHORA MISMO!

Gahche, J., Bailey, R., Potischman, N., y Dwyer, J., «Dietary Supplement Use Was Very High among Older Adults in the United States in 2011-2014», *Journal of Nutrition* 147, n.° 10 (2017): 1968-1976. https://doi.org/10.3945/jn.117.255984.

Flynn, J., «25 Fascinating Supplements Industry Statistics [2023]: Data + Trends», Zippia. com, 27 de junio de 2023. www.zippia.com/advice/supplements-industry-statistics.

Tucker, K., «Nutrient Intake, Nutritional Status and Cognitive Function with Aging», *Annals of the New York Academy of Sciences* 1367, n.° 1 (2016): 38-49. https://doi.org /10.1111/nyas.13062.

Lakhan, R., Sharma, M., Batra, K., y Beatty, F., «The Role of Vitamin E in Slowing Down Mild Cognitive Impairment: A Narrative Review», *Healthcare* 9, n.° 11 (2021): 1573. https://doi.org/10.3390/healthcare9111573.

Rowland, I., Gibson, G., Heinken, A., Scott, K., Swann, J., Thiele, I., y Tuohy, K., «Gut Microbiota Functions: Metabolism of Nutrients and Other Food Components», *European Journal of Nutrition* 57, n.º 1 (2018): 1-24. https://doi.org/10.1007/s00394-017-1445-8.

Ristow, M., y Schmeisser, K., «Mitohormesis: Promoting Health and Lifespan by Increased Levels of Reactive Oxygen Species (ROS)», *Dose-Response* 12, n.º 2 (2014): 288-341. https://doi.org/10.2203/dose-response.13-035.Ristow.

Barzilai, N., *Age Later: Health Span, Life Span, and the New Science of Longevity*, Nueva York (NY): St. Martin's Press, 2020.

Yeung, L., *et al.*, «Multivitamin Supplementation Improves Memory in Older Adults: A Randomized Clinical Trial», *The American Journal of Clinical Nutrition* 118, n.º 1 (2023): 273-282. https://doi.org/10.1016/j.ajcnut.2023.05.011.

«Multivitamin Improves Memory in Older Adults, Study Finds», Columbia University Irving Medical Center, 24 de mayo de 2023. www.cuimc.columbia.edu/news/multivitamin-improves-memory-older-adults-study-finds.

Grodstein, F., *et al.*, «Long-Term Multivitamin Supplementation and Cognitive Function in Men: A Randomized Trial», *Annals of Internal Medicine* 159, n.º 12 (2013): 806-814. https://doi.org/10.7326/0003-4819-159-12-201312170-00006.

Sinclair, D., *Lifespan: Why We Age–and Why We Don't Have To*, Nueva York (NY): Atria Books, 2019.

Gholipour, B., «Multivitamins Are a Waste of Money, Doctors Say», *Scientific American*, 17 de diciembre de 2013. www.scientificamerican.com/article/multivitamins-are-a-waste-of-money-doctors-say.

Navarro, V., *et al.*, «Liver Injury from Herbal and Dietary Supplements», *Hepatology* 65, n.º 1 (2017): 363-373. https://doi.org/10.1002/hep.28813.

«Calcium Fact Sheet for Health Professionals», National Institutes of Health, Office of Dietary Supplements. https://ods.od.nih.gov/factsheets/Calcium-HealthProfessional. Acceso 15 de abril de 2023.

9. Elimina la grasa

Tyrovolas, S., Panagiotakos, D., Georgousopoulou, E., Chrysohoou, C., Tousoulis, D., Haro, J. M., y Pitsavos, C., «Skeletal Muscle Mass in Relation to 10-Year Cardiovascular Disease Incidence Among Middle Aged and Older Adults: The ATTICA Study», *Journal of Epidemiology & Community Health* 74, n.º 1 (2020): 26-31. https://doi.org/10.1136/jech-2019-212268.

Srikanthan, P., Horwich, T., y Tseng, C., «Relation of Muscle Mass and Fat Mass to Cardiovascular Disease Mortality», *The American Journal of Cardiology* 117, n.º 8 (2016): 1355-1360. https://doi.org/10.1016/j.amjcard.2016.01.033.

Artero, E. G., Lee, D. C., Lavie, C. J., España-Romero, V., Sui, X., Church, T. S., y Blair, S. N., «Effects of Muscular Strength on Cardiovascular Risk Factors and Prognosis», *Journal of Cardiopulmonary Rehabilitation and Prevention* 32, n.º 6 (2012): 351-358. https://doi.org/10.1097/HCR.0b013e3182642688.

Srikanthan, P., y Karlamangla, A., «Relative Muscle Mass Is Inversely Associated with Insulin Resistance and Prediabetes. Findings from The Third National Health and Nutrition Examination Survey», *The Journal of Clinical Endocrinology & Metabolism* 96, n.º 9 (2011): 2898-2903. https://doi.org/10.1210/jc.2011-0435.

Pak, S., Park, S. Y., Shin, T. J., You, D., Jeong, I. G., Hong, J. H., Kim, C. S., y Ahn, H., «Association of Muscle Mass with Survival after Radical Prostatectomy in Patients with Prostate Cancer», *Journal of Urology* 202, n.º 3 (2019): 525-532. https://doi.org/10.1097/JU.0000000000000249.

Chang, K., Hsu, T., Wu, W., Huang, K., y Han, D., «Association Between Sarcopenia and Cognitive Impairment: A Systematic Review and Meta-Analysis», *Journal of the American Medical Directors Association* 17, n.º 12 (2016): 1164.e7-1164.e15. https://doi.org/10.1016/j.jamda.2016.09.013.

Boyle, P. A., Buchman, A. S., Wilson, R. S., Leurgans, S. E., y Bennett, D. A., «Association of Muscle Strength with the Risk of Alzheimer

Disease and the Rate of Cognitive Decline in Community- Dwelling Older Persons», *Archives of Neurology* 66, n.° 11 (2009): 1339-1344. https://doi.org/10.1001/archneurol.2009.240.

Smith, L., Firth, J., *et al.*, «The Association of Grip Strength with Depressive Symptoms and Cortisol in Hair: A Cross-Sectional Study of Older Adults», *Scandinavian Journal of Medicine & Science in Sports* 29, n.° 10 (2019): 1604-1609. https://doi.org/10.1111/sms.13497.

Li, R., Xia, J., Zhang, X., Gathirua-Mwangi, W. G., Guo, J., Li, Y., Mc-Kenzie, S., y Song, Y., «Associations of Muscle Mass and Strength with All-Cause Mortality among US Older Adults», *Medicine & Science in Sports & Exercise* 50, n.° 3 (2018): 458-467. https://doi.org/10.1249/MSS.0000000000001448.

Duggal, N. A., Niemiro, G., Harridge, S. D. R., *et al.*, «Can Physical Activity Ameliorate Immunosenescence and Thereby Reduce Age-Related Multi-Morbidity?», *Nature Reviews Immunology* 19 (2019): 563-572. https://doi.org/10.1038/s41577-019-0177-9.

Lustgarten, M. S., «The Role of the Gut Microbiome on Skeletal Muscle Mass and Physical Function: 2019 Update», *Frontiers in Physiology* 10 (2019): 1435. https://doi.org/10.3389/fphys.2019.01435.

Artero, E. G., Lee, D. C., Lavie, C. J., España-Romero, V., Sui, X., Church, T. S., y Blair, S. N., «Effects of Muscular Strength on Cardiovascular Risk Factors and Prognosis», *Journal of Cardiopulmonary Rehabilitation and Prevention* 32, n.° 6 (2012): 351-358. https://doi.org/10.1097/HCR.0b013e3182642688.

Chen, Z., Li, B., Zhan, R. Z., Rao, L., y Bursac, N., «Exercise Mimetics and JAK Inhibition Attenuate IFN-γ-induced Wasting in Engineered Human Skeletal Muscle», *Science Advances* 7, n.° 4 (2021). https://doi.org/10.1126/sciadv.abd9502.

Sakuma, K., y Yamaguchi, A., «Sarcopenia and Age-Related Endocrine Function», *International Journal of Endocrinology* 2012 (2012): 127362. https://doi.org/10.1155/2012/127362.

Goodpaster, B. H., Park, S. W., Harris, T. B., *et al.*, «The Loss of Skeletal Muscle Strength, Mass, and Quality in Older Adults: The Health, Aging and Body Composition Study», *Journals of Geronto-*

logy: Series A 61, n.° 10 (2006): 1059-1064. https://doi.org/10.1093/gerona/61.10.1059.

Cava, E., Yeat, N. C., y Mittendorfer, B., «Preserving Healthy Muscle during Weight Loss», *Advances in Nutrition* 8, n.° 3 (2017): 511-519. https://doi.org/10.3945/an.116.014506.

Mangano, K. M., *et al.*, «Dietary Protein Is Associated with Musculoskeletal Health Independently of Dietary Pattern: The Framingham Third Generation Study», *The American Journal of Clinical Nutrition* 105, n.° 3 (2017): 714-722. https://doi.org/10.3945/ajcn.116.136762.

Gorissen, S., y Witard, O., «Characterising the Muscle Anabolic Potential of Dairy, Meat and Plant-Based Protein Sources in Older Adults», *Proceedings of the Nutrition Society* 77, n.° 1 (2018). https://doi.org/10.1017/S002966511700194X.

Sim, M., Blekkenhorst, L., *et al.*, «Dietary Nitrate Intake Is Positively Associated with Muscle Function in Men and Women Independent of Physical Activity Levels», *The Journal of Nutrition* 151, n.° 5 (2021): 1222-1230. https://doi.org/10.1093/jn/nxaa415.

Lewis, L., *et al.*, «Lower Dietary and Circulating Vitamin C in Middle- and Older-Aged Men and Women Are Associated with Lower Estimated Skeletal Muscle Mass», *The Journal of Nutrition* 150, n.° 10 (2020): 2789-2798. https://doi.org/10.1093/jn/nxaa221.

Neville, C. E., Young, I. S., Gilchrist, S. E., McKinley, M. C., Gibson, A., Edgar, J. D., y Woodside, J. V., «Effect of Increased Fruit and Vegetable Consumption on Physical Function and Muscle Strength in Older Adults», *Age* 35 (2013): 2409-2422. https://doi.org/10.1007/s11357-013-9530-2.

Wee, A. K., «Serum Folate Predicts Muscle Strength: A Pilot Cross-Sectional Study of the Association Between Serum Vitamin Levels and Muscle Strength and Gait Measures in Patients >65 Years Old with Diabetes Mellitus in a Primary Care Setting», *Nutrition Journal* 15, n.° 1 (2016): 89. https://doi.org/10.1186/s12937-016-0208-3.

Andersson, A., *et al.*, «Fatty Acid Composition of Skeletal Muscle Reflects Dietary Fat Composition in Humans», *The American Journal of Clinical Nutrition* 76, n.° 6 (2002): 1222-1229. https://doi. org/10.1093/ajcn/76.6.1222.

Smith, G. I., Julliand, S., Reeds, D. N., Sinacore, D. R., Klein, S., y Mittendorfer, B., «Fish Oil-Derived n-3 PUFA Therapy Increases Muscle Mass and Function in Healthy Older Adults», *The American Journal of Clinical Nutrition* 102, n.° 1 (2015): 115-122. https://doi. org/10.3945/ajcn.114.105833.

Khor, S. C., Abdul K. N., Ngah, W. Z., Yusof, Y. A., y Makpol, S., «Vitamin E in Sarcopenia: Current Evidences on Its Role in Prevention and Treatment», *Oxidative Medicine and Cellular Longevity* 2014 (2014): 914853. https://doi.org/10.1155 /2014/914853.

Dominguez, L. J., Barbagallo, M., Lauretani, F., Bandinelli, S., Bos, A., Corsi, A. M., Simonsick, E. M., y Ferrucci, L., «Magnesium and Muscle Performance in Older Persons: The InCHIANTI Study», *The American Journal of Clinical Nutrition* 84, n.° 2 (2006): 419-426. https://doi.org/10.1093/ajcn/84.1.419.

Cypess, A., «Reassessing Human Adipose Tissue», *New England Journal of Medicine* 2022, n.° 386 (2022): 768-779. https://doi.org/ 10.1056/NEJMra2032804.

Hunter, G. R., Gower, B. A., y Kane, B. L., «Age Related Shift in Visceral Fat», *International Journal of Body Composition Research* 8, n.° 3 (2010): 103-108. PMC4018766.

Lobo, V., Patil, A., Phatak, A., y Chandra, N., «Free Radicals, Antioxidants and Functional Foods: Impact on Human Health», *Pharmacognosy Reviews* 4, n.° 8 (2010): 118-126. https://doi.org/10.4103/ 0973-7847.70902.

Singal, P. K., *et al.*, «The Role of Oxidative Stress in the Genesis of Heart Disease», *Cardiovascular Research* 40, n.° 3 (1998): 426-432. https://doi.org/10.1016/S0008-6363(98)00244-2.

Seo, D. Y., Lee, S. R., Kim, N., Ko, K. S., Rhee, B. D., y Han, J. «Age-Related Changes in Skeletal Muscle Mitochondria: The Role of Exercise», *Integrative Medicine Research* 5, n.° 3 (2016): 182-186. https://doi.org/10.1016/j.imr.2016.07.003.

10. El mejor programa de ejercicios para el intestino

Monda, V., Villano, I., Messina, A., Valenzano, A., Esposito, T., Mosca-telli, F., Viggiano, A., Cibelli, G., Chieffi, S., Monda, M., y Messina, G., «Exercise Modifies the Gut Microbiota with Positive Health Effects», *Oxidative Medicine and Cellular Longevity* 2017 (2017): 3831972. https://doi.org/10.1155/2017/3831972.

Clarke, S. F., Murphy, E. F., O'Sullivan, O., Lucey, A. J., Humphreys, M., Hogan, A., Hayes, P., O'Reilly, M., Jeffery, I. B., Wood-Martin, R., *et al.*, «Exercise and Associated Dietary Extremes Impact on Gut Microbial Diversity», *Gut* 63, n.º 12 (2014): 1913-1920. http://dx.doi.org/10.1136/gutjnl-2013-306541.

McFadzean, R., «Exercise Can Help Modulate Human Gut Microbio-ta», University of Colorado, Boulder: CU Scholar. 2014. Undergra-duate honors thesis 155. https://core.ac.uk/download/pdf/548 45392.pdf.

Grand View Research: Air Purifier Market Size, Share & Trends Analy-sis Report By Technology (HEPA, Activated Carbon), By Applica-tion (Commercial, Residential), By Region (APAC, Europe, MEA, North America), And Segment Forecasts, 2023-2030. Report ID: GVR-3-68038-406-2.

Buffey, A., *et al.*, «The Acute Effects of Interrupting Prolonged Sitting Time in Adults with Standing and Light-Intensity Walking on Bio-markers of Cardiometabolic Health in Adults: A Systematic Review and Meta-analysis», *Sports Medicine* 52 (2022): 1765-1787. http://dx.doi.org/10.1007/s40279-022-01649-4.

Clauss, M., Gerard, P., Mosca, A., y Leclerc, M., «Interplay Between Exercise and Gut Microbiome in the Context of Human Health and Performance», *Frontiers in Nutrition* 8, n.º 10 (2021). https://doi.org/10.3389/fnut.2021.637010.

Zhao, X., Zhang, Z., *et al.*, «Response of Gut Microbiota to Metabo-lite Changes Induced by Endurance Exercise», *Frontiers in Mi-crobiology* 9, n.º 20 (2018). https://doi.org/10.3389/fmicb.2018. 00765.

Motiani, K. K., Collado, M. C., Eskelinen, J. J., Virtanen, K. A., Löytty-niemi, E., Salminen, S., Nuutila, P., Kalliokoski, K. K., y Hannukai-nen, J. C., «Exercise Training Modulates Gut Microbiota Profile and Improves Endotoxemia», *Medicine & Science in Sports & Exercise* 52, n.º 1 (2020): 94-104. https://doi.org/10.1249/MSS.0000 000000002112.

Bycura, D., Santos, A. C., Shiffer, A., Kyman, S., Winfree, K., Sutliffe, J., Pearson, T., Sonderegger, D., Cope, E., y Caporaso, J. G., «Impact of Different Exercise Modalities on the Human Gut Microbiome», *Sports* 9, n.º 2 (2021): 14. https://doi.org/10.3390/sports 9020014.

Roslund, M., Puhakka, R., *et al.*, «Biodiversity Intervention Enhances Immune Regulation and Health-Associated Commensal Microbiota Among Daycare Children», *Science Advances* 6, n.º 42 (2020). https://doi.org/10.1126/sciadv.aba2578.

McNamara, M. P., Cadney, M.D., Castro, A. A., Hillis, D. A., Kallini, K. M., Macbeth, J. C., Schmill, M. P., Schwartz, N. E., Hsiao, A., y Garland, T., «Oral Antibiotics Reduce Voluntary Exercise Behavior in Athletic Mice», *Behavioural Processes* 199 (2022): 104650. https://doi.org/10.1016/j.beproc.2022.104650.

Fayock, K., Voltz, M., Sandella, B., Close, J., Lunser, M., y Okon, J., «Antibiotic Precautions in Athletes», *Sports Health* 6, n.º 4 (2014): 321-325. https://doi.org/10.1177/1941738113506553.

Cronin, O., Barton, W., Skuse, P., Penney, N. C., Garcia-Perez, I., Murphy, E. F., Woods, T., Nugent, H., Fanning, A., Melgar, S., Falvey, E. C., Holmes, E., Cotter, P. D., O'Sullivan, O., Molloy, M. G., y Shanahan, F., «A Prospective Metagenomic and Metabolomic Analysis of the Impact of Exercise and/or Whey Protein Supplementation on the Gut Microbiome of Sedentary Adults», *mSystems* 3, n.º 3 (2018). https://doi.org/10.1128/mSystems.00044-18.

Cullen, J., Shahzad, S., *et al.*, «The Effects of 6 Weeks of Resistance Training on the Gut Microbiome and Cardiometabolic Health in Young Adults with Overweight and Obesity», https://doi.org/10.1 101/2023.01.27.23285016.

13. Solución de problemas del Plan Integral Antigrasa

Tripathi, A. K., *et al.*, «Molecular and Pharmacological Aspects of Piperine as a Potential Molecule for Disease Prevention and Management: Evidence from Clinical Trials», *Beni-Suef University Journal of Basic and Applied Sciences* 11, n.° 1 (2022): 16. https://doi.org/10.1186/s43088-022-00196-1.

Gill, C., *et al.*, «Watercress Supplementation in Diet Reduces Lymphocyte DNA Damage and Alters Blood Antioxidant Status in Healthy Adults», *The American Journal of Clinical Nutrition* 85, n.° 2 (2007): 504-510. https://doi.org/10.1093/ajcn/85.2.504.

Es-safi, I., *et al.*, «The Potential of Parsley Polyphenols and Their Antioxidant Capacity to Help in the Treatment of Depression and Anxiety: An In Vivo Subacute Study», *Molecules* 26, n.° 7 (2021): 2009. https://doi.org/10.3390/molecules26072009.

Bouzari, A., Holstege, D., y Barrett, D., «Vitamin Retention in Eight Fruits and Vegetables: A Comparison of Refrigerated and Frozen Storage», *Journal of Agricultural and Food Chemistry* 63, n.° 3 (2015): 957-962. https://doi.org/10.1021/jf5058793.

«Para viajar lejos no hay mejor nave que un libro».

EMILY DICKINSON

Gracias por tu lectura de este libro.

En **penguinlibros.club** encontrarás las mejores
recomendaciones de lectura.

Únete a nuestra comunidad y viaja con nosotros.

penguinlibros.club

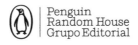

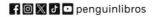 penguinlibros